VICHY

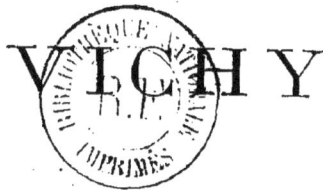

SOCIÉTÉ DES SCIENCES MÉDICALES DE VICHY

VICHY
Index Médical

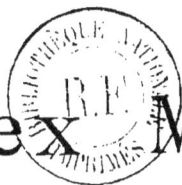

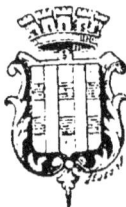

PARIS

LIBRAIRIE J.-B. BAILLIÈRE ET FILS

19, RUE HAUTEFEUILLE, 19

1913

MEMBRES DE LA SOCIÉTÉ
DES SCIENCES MÉDICALES DE VICHY

ALQUIER.
BARGY.
BEAUDONNET.
BIENFAIT.
BIGNON père.
BIGNON fils.
BINET.
BLANCHER.
BOUSSION.
BRUNET.
CAHEN.
CHABROL.
CHAMPAGNAT.
CHARNAUX.
COMBET.
CORMACK.
CORNILLON (Jean).
CORNILLON (Augustin).
DELÉAGE.
DESCOUST.
DESGEORGES.
DUFOURT.
DURAND-FARDEL (Raymond).
DURANTON.
FOURNIER.
FRÉMONT.
GANNAT.
GANDELIN.
GARBAN.

GLÉNARD (Frantz).
GUINARD.
HALLER.
JARDET.
LALAUBIE (H. DE).
LALAUBIE (Guy DE).
LEGOU.
LINOSSIER.
MARGNAT.
MASSERET.
MAUBAN.
MONOD.
NICOLAS.
NICOLAU-BARRAQUÉ.
NIGAY.
NIVIÈRE.
PARISET.
PARTURIER.
PUISTIENNE.
RAJAT.
RAYMOND.
ROUX.
SALIGNAT.
SEMEN.
SÉRÉGÉ.
TISSIER.
VAUTHEY.
WILLEMIN.

LISTE DES MÉDECINS CONSULTANT A VICHY

(1912)

Alquier.
Audhoui.
Bargy.
Beaudonnet.
Bernard.
Bienfait.
Binet.
Bignon.
Blancher.
Bouet (Mlle).
Boussion.
Bright (Richard).
Brunet.
Cahen.
Carageorgiadès.
Chabrol.
Chaix.
Champagnat.
Charnaux.
Chevreux.
Chopart.
Clerc.
Clermont.
Combet.
Cormack.
Cornil.
Cornillon (Jean).
Cornillon (Augustin).

Corset.
Cotar.
Deléage.
Descoust.
Desgeorges.
Dicquemare.
Dufourt.
Durand-Fardel (Raymond).
Duranton.
Fau.
Faucher.
Faure (Marc).
Fournier.
Frémont.
Gannat.
Gandelin.
Garban.
Glénard (Frantz).
Glénard (Roger).
Greletty.
Greletty fils.
Guinard.
Hopenhendler.
Hadgès.
Jardet.
Lalaubie (H. de).
Lalaubie (Guy de).
La Mouche.

LEGOU.

LINOSSIER.

MAIRE.

MARGNAT.

MARTIN (Odilon).

MASSERET.

MAUBAN.

MONOD.

NICOLAS.

NIGAY.

NIVIÈRE.

PARTURIER.

PELLOTIER.

PERCEAU.

PUISTIENNE.

RAJAT.

RAMBERT.

RAYMOND.

REYNES.

ROUX.

SALIGNAT.

SANTELLI.

SEMEN.

SÉRÉGÉ.

SIEMS.

SOLLAUD.

SUREL (DE).

TESTÉ.

THERRE.

TISSIER.

TREILLE.

VALLERIX.

VAUTHEY.

VEILLARD.

VIDAL.

WILLEMIN.

VICHY

INDEX MÉDICAL

INTRODUCTION

Depuis que Claude Fouët a publié, en 1686, son *Nouveau système des bains et eaux minérales de Vichy*, les travaux n'ont pas manqué, qui ont pour but d'approfondir la connaissance de ces eaux et d'en établir les indications : le Catalogue des ouvrages de cette nature que possède la Bibliothèque de la Société des sciences médicales, inséré dans ce volume, peut donner une idée de cette littérature.

Ces ouvrages sont de deux sortes : les uns ont un but nettement scientifique, les autres sont des publications commerciales.

Les premiers portent sur des points plus ou moins limités, objets de travaux spéciaux, ou traitent de Vichy d'une façon générale ; dans les deux cas ils sont l'expression de l'opinion particulière de leurs auteurs, dont la signature fixe les responsabilités.

Les autres sont des ouvrages de vulgarisation, le plus souvent très incomplets, en tout cas ne présentant aucune garantie scientifique.

Il a semblé à la Société des sciences médicales de Vichy que la clinique de la Station était aujourd'hui suffisamment établie pour qu'on pût publier un ouvrage qui, émanant de la Société, échapperait au danger des opinions personnelles et présenterait en même temps la garantie de la compétence certaine de ceux qui l'ont écrit.

La tâche n'était pas facile, car nulle Station ne présente un champ d'application aussi vaste que Vichy, et par conséquent aussi difficile à bien délimiter; nulle autre médication hydro-minérale n'est aussi complexe et ne prête plus à des interprétations qui soulèvent les problèmes les plus controversés de la pathologie générale.

Aussi les auteurs de ce petit volume se sont-ils attachés à rester sur le terrain pratique : ils ont condensé autant que possible les résultats des travaux épars et fait place aux opinions diverses, en supprimant de parti pris tous les noms propres des médecins, afin d'éviter les discussions et les revendications.

Le but de l'ouvrage est de renseigner rapidement sur la nature des eaux, les ressources de la Station, et surtout les indications de la cure.

On n'y trouvera rien sur la technique et la posologie de la cure, car c'est là que la personnalité du
médecin consultant ne peut se supprimer : tout en
obéissant à des principes généraux qui sont les mêmes pour tous, chacun de nous a ses idées propres
sur les détails d'application d'un traitement dont les
ressources sont multiples.

Il est d'ailleurs impossible de codifier une médication qui doit varier avec la nature du sujet, et même
avec ses réactions personnelles et journalières.

La Société des Sciences Médicales de Vichy.

1er octobre 1912.

I. — GÉOLOGIE. — TOPOGRAPHIE
CLIMAT. — HYGIÈNE

Géologie.

Vichy est situé sur la rive droite de l'Allier, rivière à régime torrentiel, qui coule du sud vers le nord, à l'altitude de 260 mètres au-dessus du niveau de la mer.

Le sous-sol est constitué géologiquement par de vastes dépôts de terrains carbonifères, qui succèdent directement aux terrains anciens. Le terrain houiller, proprement dit, n'existe pas, mais des porphyres, contemporains du terrain carbonifère, traversent et bordent sur une foule de points ces dépôts et constituent même de véritables montagnes. Dans la vallée de l'Allier, à Vichy, le terrain carbonifère est recouvert par le tertiaire moyen de la Limagne.

Les assises lacustres sont composées de marnes bleuâtres et de calcaires plus ou moins concrétionnés dans lesquels se trouvent intercalés des dépôts arénacés. Ce sont le plus généralement des sables fins de quartz blanc, parfois assez fortement imprégnés d'argile, aussi ces couches sableuses sont-elles plus ou moins perméables.

Au bas de la couche argileuse on trouve généralement un dépôt d'arkoses qui repose sur les schistes du terrain carbonifère.

En poursuivant géographiquement les roches granitiques et autres qui constituent les nombreuses carrières aux environs de Vichy, « on ne tarde pas à découvrir que le granit et les roches analogues forment à la périphérie de Vichy-Cusset un vaste circuit formant bassin, qui commence un peu au nord de Saint-Yorre, et, contournant Cusset, remonte au nord-est vers Saint-Etienne de Vicq (1) ».

Ce bassin est complété de l'autre côté de l'Allier par les collines constituées par des assises tertiaires au travers desquelles sourdent des sources dont les eaux sont de même nature que celles de la rive droite.

Les sources de Vichy arrivent à la surface du sol par les fractures que le soulèvement du Plateau Central a provoquées, même à travers le tertiaire.

Les sources chaudes, Grande-Grille, Chomel, Hôpital et Lucas, sont les émergences naturelles des eaux qui proviennent de ces fractures. Les différences de composition et de thermalité entre elles proviennent des parcours plus ou moins grands qu'elles

(1) G. Dollfus, *Recherches géologiques sur les environs de Vichy*, Paris, 1894.

font dans ces fractures, à travers les terrains récents, pour aboutir à la surface où elles sont captées pour être utilisées.

S'il y a, dans la région de Vichy, des eaux relativement froides, c'est que ces dernières ne sont pas prises directement dans les fractures, mais bien dans les nappes d'épanchement que ces fractures alimentent. On comprend, en effet, que les eaux qui circulent dans ces fractures doivent nécessairement se répandre dans les couches sableuses du tertiaire et y constituer de véritables nappes d'eaux minérales. A l'affleurement superficiel d'une de ces couches, si l'altitude est faible, on peut trouver une émergence d'eau minérale à température peu élevée : c'est l'origine des sources des *Célestins*.

Si, par un puits ou un forage pratiqué dans la vallée, on va rejoindre une partie perméable de la couche sableuse dans laquelle s'est formée une nappe d'épanchement, on donne artificiellement naissance à une source d'eau minérale. Cette eau est froide (sources *Mesdames*, du *Parc* et *Hauterive*), quand l'orifice de sortie ainsi créé est éloigné de la fracture d'alimentation. Elle est chaude (source *Boussange*) quand, au contraire, le forage a été pratiqué à une moindre distance de cette fracture.

En résumé, il y a deux sortes de sources à Vichy :

1° Les sources dites naturelles, qui sont les émergences directes des fractures ;

2º Les sources dites artificielles, qui sont des orifices pratiqués par forage dans les nappes d'épanchement.

D'où également deux méthodes de captage :

1º Pour les sources naturelles, l'exécution d'un travail de fonçage et de maçonnerie, ayant pour but d'isoler l'émergence de l'eau minérale à l'exclusion de toutes les eaux sauvages, et mettant l'eau à utiliser à l'abri de toutes causes de contamination. Ces travaux de captage des sources naturelles ont été exécutés à Vichy vers 1845. Ils sont variables comme forme et dimensions avec les dispositions spéciales de chacune des sources, mais la meilleure preuve qu'ils ont été bien faits, c'est qu'il n'a jamais été observé depuis la moindre variation dans la thermalité et la composition de l'eau.

2º Pour les sources artificielles, on utilise exclusivement le captage tubulaire. Il consiste à faire un forage à grande section et à interposer, avant d'atteindre le gisement hydrominéral, une série de tubes concentriques isolés les uns des autres par des coulées de ciment, pour que l'eau minérale à utiliser soit à l'abri des infiltrations des eaux plus ou moins pures rencontrées au-dessus.

Topographie.

La ville s'est développée, surtout dans sa partie saisonnière, autour des principales sources : c'est dire qu'elle repose presque entièrement sur un terrain d'alluvions, sablonneux, très perméable, qui absorbe les eaux pluviales très rapidement. Elle est orientée suivant la vallée de l'Allier, dans la direction Nord-Sud, environnée de collines dépendant à l'Est des monts de la Madeleine, contre-forts du Forez, et à l'Ouest des monts d'Auvergne.

Climat.

Le climat est doux, tempéré, à peu de chose près semblable à celui de la région parisienne : si, dans la période caniculaire, la chaleur de la journée est élevée, au moins la soirée et la nuit amènent toujours une suffisante fraîcheur. Le voisinage des montagnes d'Auvergne rend les orages assez fréquents.

Mais la caractéristique bien nette de ce climat est d'être sédatif : les nerveux y trouvent le calme et le sommeil.

Les premiers jours du printemps sont à Vichy très agréables, de même que l'automne qui prolonge

Relevé général des observations météorologiques faites au cours de la saison 1890 par M. E. Gautrelet

MOIS	Hauteur barométrique corrigée	MOYENNES MENSUELLES							
		TEMPÉRATURES			États hygrométriques	VENTS		PLUIE	
		MAXIMA	MINIMA	à 7 heures matin		DIRECTION	FORCE	Hauteurs totales	Nombre de jours
	mm.	c.	c.	c.	0/0			mm.	
Mai.................	728	+ 24°1	+ 9°2	+ 9°2	80	. E.	3,00	60,2	8
Juin....................	724	+ 25°2	+ 12°8	+ 15°6	79	N. O.	1,50	94,0	9
Juillet	735	+ 27°5	+ 13°2	+ 15°7	81	S. O.	1,80	79.8	11
Août...................	733	+ 28°5	+ 13°4	+ 15°9	81	N. E.	2,00	93,2	11
Septembre..........	736	+ 24°2	+ 9°7	+ 11°3	77	N. E.	1,50	7,8	4

très tard les beaux jours ; il en résulte que les cures peuvent se faire hâtives, depuis le milieu d'avril, ou tardives jusqu'au milieu d'octobre.

Les périodes les plus favorables sont incontestablement du 15 mai au 1er juillet et du 15 août au 1er octobre. Les semaines de juillet, jusqu'au milieu d'août, présentent les températures les plus élevées, et l'encombrement le plus grand dans les hôtels : cependant, on peut, à ce moment, faire une cure très profitable si on a pu s'assurer un logis confortable, et si l'on veut bien mener une vie appropriée à la saison, faisant son traitement le matin, et évitant de sortir pendant les heures chaudes, comme on le ferait dans toute autre partie de la France à pareille époque.

Hygiène.

L'hygiène de la ville est excellente.

La perméabilité du sol sablonneux permet l'absorption rapide des eaux pluviales, prévenant, en saison normale, toute exagération de l'humidité.

Le tout à l'égout fonctionne partout, et le système des égouts, relativement récent ne laisse rien à désirer. Les conduites en grès vernissé ou en ciment armé sont munies de nombreuses chasses d'eau qui assurent l'entraînement rapide de leur contenu, lequel est évacué sur les champs d'épan-

dage situés à 4 kilomètres au nord de l'aggloméra-
tion urbaine. L'approvisionnement en eau potable d'excellente qualité est largement assuré par les
drains filtrants aménagés en amont de Vichy dans
les sables de l'Allier, en terrain bien nivelé et pro-
tégé ; l'eau est refoulée dans deux réservoirs de
6.000 mètres cubes chacun.

Les ordures ménagères et les déchets solides,
déposés dans des caisses de fer galvanisé à fermeture
hermétique, sont vidés dans des voitures métalli-
ques obturées par un système spécial qui permet
d'éviter la dispersion des poussières.

Vichy possède un Bureau d'Hygiène qui a centra-
lisé tous les services de la santé publique, et établi le
casier sanitaire de chaque maison.

Il a sous ses ordres une équipe d'agents chargés
de la désinfection des locaux, et de la stérilisation
des objets suspects par l'étuve à vapeur.

La déclaration obligatoire des maladies contagieu-
ses est justifiée par l'isolement possible des malades
dans le pavillon très confortable qui leur est réservé
dans le luxueux Hôpital civil.

Un Bureau d'hygiène militaire, avec laboratoire,
contrôle de son côté la pureté des eaux de consom-
mation et l'état sanitaire de la ville.

La Société des sciences médicales de Vichy, recru-
tée par voie d'élections dans le corps médical de la
Station, s'occupe très activement des questions d'hy-

giène. Les rapports de clientèle de ses membres leur permettent d'être au courant des besoins et des desiderata des étrangers qui fréquentent Vichy, ainsi que des moindres variations dans l'état sanitaire de la population saisonnière. C'est à son intervention que sont dues beaucoup des améliorations obtenues dans l'hygiène de la ville, dans les installations de l'Etablissement thermal ainsi que dans l'industrie hôtelière.

Régimes alimentaires.

On lui est certainement redevable des progrès réalisés dans ces dernières années sur la question du *Régime alimentaire* dans les hôtels. Il était autrefois de tradition que les tables d'hôtes de Vichy offraient à tout venant un menu succulent et abondant auquel les prescriptions médicales n'avaient rien à voir; et, de fait, le médecin avait beau multiplier les interdictions motivées, il avait peu d'action sur un malade sollicité par la bonne cuisine et l'exemple de ses voisins.

Cette situation n'a pas manqué d'être exploitée contre la Station française au bénéfice des Villes d'eaux étrangères où le régime est imposé d'une façon dogmatique et prend souvent plus d'importance que le traitement lui-même.

A vrai dire, les inconvénients de cette négligence étaient moindres à Vichy que dans beaucoup d'autres stations : alors que dans certaines d'entre elles le moindre écart de régime est de nature à amener des perturbations profondes dans le traitement (indigestions, congestions), il est d'observation courante que la cure de Vichy permet à la plupart des malades de digérer facilement des aliments qui leur sont parfaitement indigestes en temps ordinaire.

Cependant, il est incontestable qu'il est préférable de donner aux baigneurs la facilité d'observer un régime adapté à l'affection dont ils souffrent, et tel que l'ont formulé les travaux récents sur la diététique. Mais, dans l'espèce, la difficulté est grande : il est facile d'établir un régime prohibitif dans une station où l'usage des eaux comporte par lui-même un danger d'user de certains aliments ; il est facile également d'édicter un régime rationnel dans une station où prédomine une même catégorie de malades.

Mais on ne saurait imposer un même régime au diabétique, à l'hépatique, au goutteux, non plus qu'aux différentes sortes de dyspeptiques qui fréquentent Vichy : comment donner à chacun ce qui lui a été minutieusement indiqué par son médecin ?

La première mesure utile a été la suppression dans la plupart des hôtels de la table d'hôte commune, et son remplacement par des petites tables individuelles : ainsi est détruit l'inconvénient de l'entraînement par le voisin, et le malade peut choisir à l'avance, dans un menu varié, les aliments permis qui seuls lui sont présentés.

Un pas de plus a été fait par l'adoption de feuilles de régime rédigées par la Société des sciences médicales : convaincue que demander trop devait fatalement amener à n'obtenir rien, la Société a voulu faciliter la tâche des hôteliers en écartant les régimes trop spéciaux. Elle n'en a retenu que deux : le régime A s'adresse au malade type de Vichy, au dyspeptique, arthritique, hépatique, goutteux ; les malades de cette catégorie doivent s'abstenir des mêmes aliments générateurs de purines ou irritants pour les muqueuses digestives. La première feuille du régime contient une liste des aliments prohibés, et au verso un aperçu des aliments autorisés : elle devra être conservée par le malade, comme aide-mémoire. La seconde feuille, destinée au maître d'hôtel, lui indiquera quelle catégorie d'aliments il devra servir à son client, avec toutes les modifications que le médecin aura cru devoir introduire pour individualiser le régime, et l'adapter à la modalité spéciale de l'affection à traiter.

Le régime B s'adresse aux diabétiques, suivant un plan analogue au précédent : ici encore, des modifications devront souvent être formulées, car il s'en faut que tous les diabétiques soient justiciables du même régime, lequel variera avec la forme de la maladie, autant qu'avec la doctrine du médecin consultant.

Ces feuilles de régime, mises à la disposition de tous les médecins de la station, sont acceptées par la grande majorité des hôteliers, et constituent le progrès le plus désirable dans l'hygiène des malades à Vichy.

RECOMMANDATIONS

DE LA

Société des Sciences Médicales de Vichy

PENDANT LA CURE THERMALE

Régime A.

Dans ce régime ne doivent pas figurer :

Hors-d'œuvre.

Condiments (*poivre, cornichons, etc.*).

Poissons à chair grasse (*saumon, truite saumonée, maquereau, anguille, hareng*).

Mollusques et crustacés (*langouste, etc.*).

Charcuterie (*sauf le maigre de jambon*).

Conserves de viande et de poissons — Pâtés.

Canards rouennais, oie, gibier d'eau — Viandes marinées.

Gibier à poil ou faisandé.

Sauces grasses, relevées, au vin, au fromage.

Fritures (*de poisson et autres*).

Fromages forts.

Pâtes feuilletées.

Eaux de Vichy et similaires, sauf prescription spéciale du médecin.

Voir au Verso la liste des Aliments autorisés.

Dans ce régime sont autorisés :

Potages au lait, au bouillon dégraissé, aux farines, aux légumes passés.

Poissons légers (*sole, merlan, turbot, dorade, truite, perche, brochet, etc.*).

OEufs.

Viandes et volailles, grillées, rôties ou bouillies.

Maigre de jambon.

Légumes frais à l'anglaise.

Légumes secs.

Pâtes alimentaires.

Salades cuites.

Entremets à base d'œufs, de lait, de farine, de semoule, de riz, de fruits.

Fromages légers (*tels que* ....)

Gâteaux secs.

Compotes et marmelades de fruits.

Fruits crus (*tels que* ....)

M .... Date ....

RÉGIME A.

Sauf prescription contraire du médecin, le régime doit comprendre trois repas, petit déjeuner, grand déjeuner, dîner.

Le petit déjeuner sera composé de ....

I. Ordinaire

Composé suivant les autorisations et interdictions générales formulées d'autre part.

II. Modifié.

....
....
....
....
....
....
....
....
....

SIGNATURE,

Pain ⎰ ordinaire ⎰ frais. / rassis. / grillé.
⎱ spécial ....

Boisson ⎰ Vin ⎰ blanc. / rouge.
Bière.
Infusion de ....

Quantité par repas ....   Quantité par repas ....

Dans ce régime sont autorisés :

Hors-d'œuvre.

Œufs.

Poissons de mer et de rivière.

Viandes rouges et blanches.

Volailles.

Charcuterie.

Gibier frais.

Légumes non féculents.

Salades cuites et crues.

Fromages de toutes sortes.

Amandes, noix, noisettes, olives.

Fruits crus (*tels que* ....)

M.. Date..............................

RÉGIME B.

Sauf prescription contraire du médecin, le régime doit comprendre trois repas, petit déjeuner, grand déjeuner, dîner.

Le petit déjeuner sera composé de ....

I. Ordinaire

Composé suivant les autorisations et interdictions générales formulées d'autre part.

II. Modifié.

....

....

....

....

....

....

....

....

SIGNATURE,

Pain $\left\{ \begin{array}{l} ordinaire \left\{ \begin{array}{l} \text{frais.} \\ \text{rassis.} \\ \text{grillé.} \end{array} \right. \\ \\ spécial................................ \end{array} \right.$

Quantité par repas................................

Boisson. $\left\{ \begin{array}{l} \text{Vin} \left\{ \begin{array}{l} blanc. \\ rouge. \end{array} \right. \\ \\ \text{Infusion de}................ \end{array} \right.$

Quantité par repas................................

II. — SOURCES. — ÉTABLISSEMENTS. — HOPITAUX THERMAUX

Les Sources.

Les sources utilisées pour la cure de Vichy sont au nombre de 14, mais 12 seulement d'entre elles jaillissent sur le territoire de la commune et leurs eaux seules ont légalement droit au nom d'eau de *Vichy* (1); deux sources émergent l'une à deux, l'autre à trois kilomètres environ de la galerie des Sources, sur le territoire de communes voisines, et sont amenées à Vichy par des canalisations souterraines. Le débit total de ces 14 sources dépasse 675.000 litres par 24 heures.

Cinq sources : *Chomel* (2), *Grande-Grille, Hôpital, Lucas, Célestins*, sont connues de temps immémorial, les autres ont jailli après des forages, dont le plus ancien, celui de la

---

(1) Indépendamment de ces 12 sources, dont l'eau a seule légalement le droit d'être appelée, « *eau de Vichy* », il existe dans le voisinage et en amont de Vichy 160 sources environ, dites « *sources du Bassin de Vichy* », jaillissant sur le territoire de cinq communes du département de l'Allier : Cusset, Abrest, Saint-Yorre, Hauterive, et Bellerive-sur-Allier et de deux communes du département du Puy-de-Dôme : Saint-Priest-Bramefant et Saint-Sylvestre.

(2) La source *Chomel*, qui jaillit inopinément, en 1728, au cours de travaux entrepris pour la réfection de l'établissement des bains fut réunie en 1854 au *Puits Carré*, dont elle n'était qu'une dérivation partielle, mais le nom de *Chomel* est resté à la buvette du *Puits Carré*.

source du *Parc*, remonte à 1844 et le plus récent, celui de *Boussange*, à 1901.

Le mode de captage de ces sources diffère suivant qu'il s'agit de sources récentes ou des sources dont le jaillissement premier se produisait sans qu'il fût provoqué par l'art de l'homme. Cependant, il y a quelques années (de novembre 1904 au début de 1907), un forage d'une importance considérable fut pratiqué au moyen d'un puits de trois mètres de diamètre et de plus de 20 mètres de profondeur et permit de capter à cette profondeur après avoir traversé une couche de marne de plus de 13 mètres d'épaisseur les sources des *Célestins* et d'en augmenter considérablement le débit.

Quel que soit le mode de captage ou de jaillissement, l'eau minérale arrive toujours aux robinets de distribution par des conduits à l'abri de toute cause de contamination. Si la source jaillit au niveau du sol, le jaillissement a lieu sous une cloche de verre d'où partent les robinets de distribution de l'eau minérale; si l'eau jaillit dans un puits, le puits lui-même est muni d'une cloche qui le recouvre entièrement, une pompe puise l'eau sous la cloche et l'amène à la buvette. Les analyses bactériologiques du professeur POUCHET, en 1901, ont prouvé que l'eau minérale pure au griffon restait telle à la buvette et à l'embouteillage.

L'Etat possède sept des 14 sources utilisées pour la cure de Vichy; déclarées d'utilité publique depuis 1861, elles sont pourvues d'un périmètre de protection qui, agrandi à diverses reprises, occupe depuis 1906 une superficie de dix mille six cents hectares environ (10.600 h.).

Les Sources de *Vichy* ont une température (1) qui varie

(1) La température indiquée ici est la température de l'eau à la buvette prise en septembre 1912 par la Commission des Services thermaux.

de 16° à 42°6 C. Les plus chaudes sont : *Chomel* 42°6, *Grande-Grille* 41°25, *Hôpital* 33°, et *Lucas* 26°. *Lardy* a 22°3. *Le Parc, Prunelle, Généreuse, Etoiles, Larbaud* ont une température comprise entre 18°6 et 23°2. *Mesdames*, amenée de Cusset par une canalisation de 2 kilomètres, a 16°5, *Les Célestins* 16°7, *Dubois* 16°. Une source chaude *Boussange* 40°4, amenée de Bellerive au Grand Etablissement par une canalisation de 3 kilomètres, est uniquement employée pour l'usage externe.

Si nous faisons abstraction des caractères physico-chimiques, l'eau de *Vichy* présente toujours les mêmes caractères, quelle que soit la source qui la fournisse, et si des méthodes d'analyses plus précises ont permis de déceler la présence de corps auparavant insoupçonnés, les caractères chimiques n'ont pas varié depuis les analyses de Bouquet effectuées en 1854.

Celles de Wilm (1881-1882) ont dénoté seulement de très légères différences relatives à la teneur des eaux en magnésie et en acide phosphorique. Des analyses partielles plus récentes faites pour contrôler la stabilité de composition de l'eau par l'Ecole nationale des mines en 1895 et M. le professeur Pouchet en 1906 ont révélé des variations insignifiantes tantôt en plus tantôt en moins de certains sels d'une même source ou de la totalité de son résidu sec.

En résumé, « la détermination chimique des principaux « éléments en solution dans ces eaux a conduit à reconnaî- « tre que ceux-ci n'avaient subi aucune variation depuis « les analyses de Bouquet et de Wilm » (prof. Pouchet).

Voici le tableau des analyses des principales sources de *Vichy* tel qu'il fut dressé par Wilm en 1881.

	GRANDE GRILLE	PUITS CHOMEL	SOURCE LUCAS	SOURCE de L'HÔPITAL	SOURCE des Célestins	SOURCE de Mesdames	SOURCE du PARC	SOURCE LARDY
	gr.	gr.	gr.	gr.	gr.	gr.	gr.	gr.
Acide carbonique des bicarbonates......	3,3748	3,3914	3,4200	3,5324	3,2645	3,0814	3,5197	3,6323
— libre.................	0,8494	0,9729	1,6798	1,1770	1,7765	1,8045	1,6936	1,5575
	(430 cc.)	(492 cc.)	(850 cc.)	(595 cc.)	(898 cc.)	(913 cc.)	(857 cc.)	(788 cc.)
Carbonate neutre de sodium...........	3,5226	3,5409	3,4228	3,5240	3,1164	3,0480	3,5176	3,5902
— de potassium.........	0,2424	0,2438	0,2266	0,3041	0,2277	0,1840	0,2171	0,2300
— de lithium...........	0,0190	0,0227	0,0153	0,0227	0,0177	0,0189	0,0185	0,0185
— de calcium...........	0,2529	0,2573	0,4128	0,3781	0,5015	0,3792	0,4169	0,4698
— de magnésium........	0,0483	0,0470	0,0500	0,0522	0,0667	0,0675	0,0624	0,0560
— ferreux (avec manganèse).	0,0028	0,0012	0,0045	0,0028	0,0009	0,0121	0,0089	0,0152
Sulfate de sodium.....................	0,2795	0,2757	0,2660	0,2667	0,2734	0,1956	0,2638	0,2675
Chlorure de sodium....................	0,5737	0,5751	0,5679	0,5675	0,5294	0,3408	0,5693	0,5922
Phosphate disodique..................	0,0028	traces	0,0007	traces	traces	traces	traces	0,0012
Arséniate disodique...................	0,0008	0,0008	0,0008	0,0012	0,00075	0,0010	0,0009	0,0007
Silice................................	0,0652	0,0640	0,0503	0,0620	0,0395	0,0320	0,0487	0,0326
Acide borique, iode, strontium, rubidium..	traces	traces	traces	traces	traces	traces	traces	traces
Matières organiques et pertes..........	0,0064	0,0083	0,0063	0,0045	»	0,0012	»	0,0041
Poids du résidu sec par litre...........	5,0164	5,0368	5,0240	5,1828	4,77365	4,2803	5,1241	5,2780
Poids du résidu sec d'après Bouquet (1854).	5,2080	5,2480	5,2440	5,2640	»	4,4200	5,2800	5,4560
Bicarbonate de calcium (C² O⁴ C A)......	0,3641	0,3612	0,5044	0,5445	0,7222	0,5561	0,6883	0,6765
— de magnésium (C² O⁵ Mg)....	0,0736	0,0709	0,0757	0,0795	0,1016	0,1029	0,0951	0,0853
— ferreux (C² O⁵ Fe)...........	0,0038	0,0012	0,0052	0,0038	0,0012	0,0167	0,0118	0,0210
— de sodium (C² O⁵ Na²).......	4,9849	5,0108	4,8436	4,9868	4,4325	4,3133	4,9778	5,0805
— de potassium (C² O⁵ K²)......	0,3187	0,3215	0,2968	0,4010	0,2990	0,2427	0,2863	0,3033
— de lithium (C² O⁵ Li²)......	0,0303	0,0362	0,0244	0,0362	0,0281	0,0303	0,0295	0,0295
Bicarbonate de sodium (sel de Vichy)(CO³ NaH)...........................	5,5830	5,6120	5,4248	5,5852	4,9644	4,8308	5,5751	5,6902
Bicarbonate de potassium (CO³ KH)......	0,3502	0,3521	0,3262	0,4407	0,3500	0,2667	0,3146	0,3333
— de lithium (CO³ Li H)........	0,0350	0,0418	0,0282	0,0418	0,0325	0,0350	0,0340	0,0340
Minéralisation totale avec les bicarbonates anhydres, sans l'acide carbonique libre.................................	6,7038	6,7325	6,7340	6,9490	6,4058	5,8210	6,8849	7,0942

Depuis les nouveaux forages dont nous avons parlé plus haut, l'eau des *Célestins* utilisée actuellement tant à la buvette qu'à l'embouteillage est uniquement l'eau provenant des captages profonds. Cette eau, analysée en 1908 par MM. HANRIOT et MEILLÈRE au laboratoire de l'Académie de Médecine, a donné les résultats suivants.

ALCALINITÉ en cmc. de liqueur normale	CHLORURES en NaCl	RÉSIDU SULFATE Méthode de Wilm
56	0, 428	4, 850

Cathions :		Anions :	
Calcium	0, 1481	CO^3 combiné.	1,680
Magnésium	0, 0080	SO^4.	0,1634
Sodium	1, 2935	Cl.	0,2565
Potassium	0, 0897	SiO^2.	0,03704
Lithium	0, 0030	As.	0, 00026
Sesquioxydes	0, 0174		

Constatés qualitativement : iode, bore, rubidium, strontium.

Résultats douteux : brome, fluor, baryum.

Des recherches nombreuses portant sur quelques éléments seulement ont complété les analyses générales.

En 1850, BAUDRIMONT étudie la nature des gaz qui se dégagent spontanément du griffon des sources et trouve la composition suivante :

PUITS CARRÉ : 984, 385 d'acide carbonique
et   15, 615 d'air pour 1000
GRANDE-GRILLE : 981, 869 d'acide carbonique
et   18, 131 d'air pour 1000

BOUQUET, analysant les gaz émis spontanément par les sources, avait constaté, dès 1854, qu'indépendamment de l'acide carbonique ces gaz contenaient de l'oxygène et de l'azote et avait trouvé :

PUITS CARRÉ : 1 cmc. d'air par 2 gr. de CO^2
GRANDE GRILLE : 1 cmc. d'air par 2 gr. 73 de CO^2
HÔPITAL : 1 cmc. d'air par 1 gr. 579 de CO^2
LUCAS : 1 cmc. d'air par 1 gr. 696 de CO^2

En 1886, PEYRAUD et M. GAUTRELET recherchent l'acide sulfhydrique dans les Sources *Chomel*, de la *Grande-Grille*, de *l'Hôpital*, de *Lucas*, des *Célestins*, du *Parc*, de *Lardy* et de *Larbaud* et en trouvent depuis des traces jusqu'à 17,5 dix millièmes par litre.

M. P. CARLE dose en 1906 le fluor, dont la présence avait été constatée en 1873 dans les eaux de la *Grande-Grille* et ses recherches l'amènent à déceler les quantités suivantes de fluor traduit en fluorure de sodium :

PUITS CHOMEL	0,010	PARC................	0,018
GRANDE-GRILLE	0,018	LARDY..............	0,018
HÔPITAL	0,018	CÉLESTINS	0,015
LUCAS.............	0,015	MESDAMES..........	0,005

Dès l'année 1906, M. MOUREU étudie les gaz rares de quelques-unes de nos sources, et cette même année les dosages auxquels il se livre lui donnent les résultats suivants :

	CO^2	O et Az	Gaz rares en bloc.
CÉLESTINS............	98,85	1,135	0,015
GRANDE-GRILLE.....	85,70	14,192	0,108
HÔPITAL	88,30	11,61	0,09
CHOMEL...........	86,15	13,726	0,124
LUCAS............	98,9	10,874	0,0126
BOUSSANGE........	96,18	3,777	0,0428

En 1911, après de nouvelles recherches, il modifie les chiffres ci-dessus et publie un nouveau tableau de la composition centésimale en volume des gaz spontanés secs de quelques sources :

	ACIDE CARBONIQUE	OXYGÈNE	GAZ COMBUSTIBLES	AZOTE	GAZ RARES		
					EN BLOC	ARGON + traces de Kr et Xe (gaz lourds)	HELIUM + traces néon (gaz légers)
Célestins...	84,5 (1)	0,05	non dosés	15,07	0,425	0,302	0,123
Chomel	99,834	faibles traces	—	0,162	0,0042	0,0027	0,0015
G^{de}-Grille...	99,47	0,00008	—	0,51	0,0190	0,0172	0,0018
Hôpital.....	98,65	0,152	—	1,20	non dosés	non dosés	non dosés
Mesdames..	98,2	0,08	—	1,72	—	—	—

M. Bretet, en 1906 et 1907, recherche le degré hydrocalimétrique de 12 des sources utilisées à Vichy et obtient :

Chomel................ 6,23   Lardy 6,55
Grande-Grille. 6,26   Larbaud............ 5,52
Hôpital............. 6,20   Prunelle............ 6,05
Lucas............ 6,22   Dubois 4,35
Célestins............ 4,57   Etoiles............ 6,01
Parc................ 6,50   Généreuse.. 6,70

(1) Il est très difficile de recueillir les gaz qui se dégagent spontanément des sources de Vichy sans en modifier la composition et cette difficulté varie avec le mode de captage de la source ; l'on conçoit en effet que la plus légère modification de pression peut empecher le dégagement des gaz lourds et faciliter le dégagement des gaz légers ou inversement. Cette difficulté est si grande que beaucoup d'expérimentateurs déclarent que le dosage des gaz spontanés, déjà très difficile aux autres sources, est impossible à la source des *Célestins* en raison de son mode de captage et ont renoncé à l'effectuer. C'est problablement à une différence de technique ou à une application différente de la même technique qu'il convient d'attribuer les variations du taux de l'acide carbonique notée en 1906 et 1911 dans les analyses que nous venons de citer.

L'un de nous détermine en 1905 le point cryoscopique de 7 de nos sources et les moyennes d'un grand nombre de déterminations lui donnent :

CHOMEL.............	Δ 0,343	CÉLESTINS...........	Δ 0,262
GRANDE-GRiLLE.....	Δ 0,347	PARC...............	Δ 0,342
HOPITAL...........	Δ 0,335	MESDAMES...........	Δ 0,307
LUCAS.........:...	Δ 0,335		

M. G. CHAMAGNE et l'un de nous constatent en 1907 la présence de colloïdes électro-négatifs dans les eaux de *Chomel, Grande-Grille, Hôpital, Lucas, Lardy, Parc, Prunelle, Dubois* et *Mesdames*.

Les mêmes auteurs recherchent en même temps la conductivité électrique des mêmes sources avec un thermostat réglé à 25°, conductivité déjà déterminée en 1906 par M. NÉGREANO pour l'eau des *Célestins* transportée, et trouvent :

DUBOIS............	$47,10^{-4}$	GRANDE-GRILLE......	$71,10^{-4}$
CÉLESTINS..	$57,10^{-5}$	HOPITAL...........	$72,10^{-4}$
MESDAMES	$61,10^{-5}$	LUCAS	$72,10^{-4}$
PARC....	$70,10^{-4}$	PRUNELLE	$73,10^{-4}$
CHOMEL...........	$71,10^{-4}$	LARDY	$87,10^{-4}$

Ces deux auteurs font leurs recherches avec des eaux fraîchement transportées et recueillies avec tout le soin nécessaire.

En 1911, un médecin de Vichy détermine le pouvoir catalytique des eaux de la plupart de nos sources calculé d'après la vitesse de réduction de l'eau oxygénée en présence de l'eau minérale après un séjour d'une heure dans une étuve à 37°.

Lucas	1,8	Grande-Grille	9,6
Chomel	3 »	Parc................	10,4
Dubois...............	4,2	Lardy...............	10,7
Célestins (buvette)....	4,5	Hopital	11,8
Boussange...........	7,9	Mesdames..	12,2

Célestins (au fond d'un puits de 20 mètres)......... 12.7

Ces chiffres expriment la quantité de vingtièmes de la solution réduite dans les conditions où l'auteur s'est placé.

Tout récemment (1912), M. ALLYRE CHASSEVANT recherche l'indice de réfraction de trois de nos sources et en collaboration avec M. POIROT DELPECH la résistivité électrique de ces mêmes sources en opérant sur des eaux transportées d'origine certaine, mais embouteillées depuis un certain temps d'ailleurs variable.

Indice de réfraction.

Grande-Grille..................	1,33435
Hopital.......................	1,334243
Célestins.....................	1,334009

Résistivité électrique.

	Résistivité moyenne	Résistivité minima	Résistivité maxima
Grande-Grille....	$172^{\omega},23$	$165^{\omega},76$	$173^{\omega},53$
Hopital..........	$190^{\omega},36$	$189^{\omega},07$	$191^{\omega},66$
Célestins........	$264^{\omega},18$	259^{ω}	$269^{\omega},36$

Dès 1904, P. CURIE et M. A. LABORDE mesurent la radioactivité de l'eau de la Source *Chomel* et donnent pour la valeur du courant $I \times 10^3$ le nombre 4,6 qu'on obtiendrait en laissant séjourner un milligramme de radium dans un litre d'air pendant 0 minute 25.

Plus récemment (avril 1910), MM. A. LABORDE et A. LEPAPE procèdent sur place à l'analyse des sources de *Vichy* au point de vue de la radioactivité.

Voici le résultat de leurs recherches évalué en milligrammes minutes d'émanation de bromure de radium ($RaBr^2$), c'est-à-dire en prenant pour unité la quantité d'émanation produite par 1 mmgr. de $RaBr^2$ en 1 minute (1).

Désignation de la Source	Quantités d'émanation de Ra exprimées en mmgr.-min. d'émanation de RaBr² renfermée dans	
	10 lit. d'eau	10 lit. de gaz
Chomel	0.089	0.560
Célestins (au fond de la galerie de droite du puits de 20 m.)	0.089	....
Célestins (embouteillage)	0.072	0.216
Mesdames	0.023	0.105
Lucas	0.020	....
Boussange	0.014	0.082
Grande-Grille	0.009	0.041
Hopital	0.003	0.019

L'analyse des boues déposées par l'eau dans les vasques des Sources de *Vichy* et des produits recueillis à la Pastillerie a permis aux mêmes expérimentateurs de doser par la

(1) Le congrès international de Radiologie tenu à Bruxelles en septembre 1910 a adopté comme unité de radio-activité la quantité d'émanation qui se trouve en équilibre avec 1 gramme de radium et a donné à cette unité le nom de « Curie ». L'état d'équilibre entre 1 gr. de radium en vase clos et son émanation est atteint un peu après 720 heures (30 jours). En cet état d'équilibre 1 gr. de radium produit en 1 minute 125 millionièmes de curie. Le curie étant une unité beaucoup trop forte pour évaluer les émanations des eaux et des gaz des eaux minérales, on se sert du micro-curie ou millionième de curie et du milli-microcurie ou milliardième de curie ; un milligramme de radium donne naissance à une quantité régulière de 125 milli-microcuries d'émanation en une minute. Pour transformer en milli-microcuries les résultats obtenus avec l'ancienne unité de radio-activité (quantité d'émanation produite en une minute par un milligramme de bromure de radium contenu dans 10 litres d'eau ou de gaz) il suffira de les multiplier par 7,31865.

méthode de l'émanation le poids de radium renfermé dans 1 gr. de boue étudiée.

GRANDE-GRILLE, dépôt ferrugineux 0,67. 10^{-9}gr. de Ra par gr.
CHOMEL — 2,5. 10^{-10} —
HOPITAL, dépôt verdâtre 0,67.10^- —
Sel brut (CO^3Na^2) néant
PASTILLERIE
Boue d'évaporation (CO^3Ca) 1,16.10^{-10} gr. de Ra par gr.

Ces résultats montrent que le radium a subi une légère concentration dans les boues de *Vichy*, puisque les roches ordinaires ne renferment que 10^{-11} à 10^{-12} grammes de radium et que ces boues sont de 10 à 100 fois plus riches en radium que les roches ; elles sont néanmoins peu riches en radium et il faudrait une tonne de boue de la *Grande-Grille* pour représenter 1 milligramme de radium. Il est donc vraisemblable que les eaux de *Vichy* doivent renfermer des traces de radium, mais il n'est pas inutile de remarquer qu'il n'y a pas de relation entre la teneur des eaux en émanation et la teneur des dépôts en radium (travail inédit, 30 novembre 1910)(1).

M. FRENKEL, frappé du fait que certaines eaux douées d'une action thérapeutique très grande, n'ont qu'une radioactivité très faible, se demande si l'air inhalé autour des sources ne joue pas un rôle dans la thérapeutique hydrominérale et est amené à calculer non plus la radioactivité en prenant pour unité l'émanation contenue dans 10 litres d'eau minérale mais en fonction du débit gazeux de la source et désigne le nouveau chiffre de radioactivité ainsi obtenu par l'ex-

(1) Nous remercions MM. FÈRE, administrateur délégué et GUÉRIN, ingénieur et sous-directeur de la Compagnie Fermière des eaux de Vichy, de l'obligeance qu'ils ont mise à nous communiquer ces travaux et beaucoup d'autres documents relatifs aux eaux de Vichy.

pression horo-radioactivité dont la formule est $\dfrac{D \times R}{10}$

dans laquelle D représente le débit gazeux en litre par heure et R la valeur courante de la radioactivité pour 10 litres de gaz spontanés ; ces données appliquées aux sources de *Vichy* lui ont fourni les résultats suivants :

Horo-radioactivité en milligramme minute :

CHOMEL	173,21	GRANDE-GRILLE	4,37
CÉLESTINS	122,75	PARC	2,84
BOUSSANGE	39,61	HÔPITAL	2,29
LUCAS	12,68		

Mais les calculs de M. FRENKEL sont basés uniquement sur le débit de gaz dissous dans les eaux et, s'ils tiennent compte du débit d'acide carbonique libre, ils ne tiennent aucun compte du débit gazeux des sources indépendant de l'eau elle-même si ce n'est pour en mesurer la puissance radioactive. Or, la quantité des gaz émis par la source et non recueillis à l'embouteillage est plus considérable que la quantité des gaz dissous dans les eaux.

M. AUBERT, ingénieur en chef des Mines, a montré que « le rapport de l'acide carbonique à l'eau est sensiblement indépendant du débit pour un même appareil de captage » d'une part et dépend « essentiellement du captage » qui peut augmenter ou diminuer la résistance à la sortie des gaz. Ses recherches lui ont donné les résultats ci-dessous (1).

---

(1) Nous devons ces notions nouvelles à M. Aubert, ingénieur en chef des Mines à Clermont-Ferrand, qui a eu l'obligeance de nous communiquer le résultat de ses recherches inédites sur le débit gazeux des sources du bassin de Vichy et auquel nous adressons nos remerciements.

NOM DE LA SOURCE	DATE DU JAUGEAGE	Pression barométrique	TEMPÉRATURE EXTÉRIEURE	TEMPÉRATURE DE L'EAU	DÉBIT en EAU	DÉBIT en GAZ	RAPPORT CO²/HO²
					litres		
G de Grille	21 janv. 1904	762	3°	41°5	34,3	63,3	1,85
Le Parc	12 fév. 1904	»	»	»	2,40	4,80	2
Généreuse	14 janv. 1904	»	»	»	20,65	60,6	2,93
id.	23 fév. 1904	760,5	8°	20°	20	61	3,05
Mesdames	21 décem. 1903.	752	»	16°5	7,75	8,25	1,07
id.	12 fév. 1904.	»	»	»	6,40	7,35	1,15

En résumé, les eaux de Vichy sont gazeuses à l'émergence, limpides et incolores sous un faible volume, et, quelle que soit la source, présentent la même composition générale; elles contiennent de 4 gr. 50 à 5 gr. 60 de bicarbonate de soude (sel de Vichy), 0 gr. 50 de chlorure de sodium, 0 gr. 40 de bicarbonate de chaux, 0 gr. 30 de sulfate de soude, de 0,25 à 0,45 de bicarbonate de potasse, des traces d'arséniate de soude et d'hélium et de 0 gr. 85 à 1 gr. 80 d'acide carbonique libre suivant que l'eau émerge à une température plus ou moins basse; elles sont légèrement radioactives, contiennent presque toutes des colloïdes et possèdent un pouvoir catalytique.

Les sources de Vichy sont inégalement réparties sur le territoire de la commune; distantes de 200 à 300 mètres en moyenne du lit de l'Allier, elles s'étalent sur une ligne dirigée du nord-ouest au sud-est d'une longueur de près de deux kilomètres et forment plusieurs groupes.

Un premier groupe réunit les eaux les plus chaudes de la station : Puits-Carré et Grande-Grille, dont les points d'émergence sont abrités par une vaste Galerie couverte, et autour des buvettes de ces sources ont été conduites les eaux et aménagées les buvettes de deux autres sources : Lucas et Mesdames.

Sise à l'extrémité nord du Vieux Parc, cette galerie abrite en partie les emplacements de nos premiers établissements thermaux disparus aujourd'hui ; c'est là, sur les sources mêmes du Puits Carré et de la Grande-Grille, que furent édifiées les piscines dont Nicolas de Nicolaÿ en 1569 nous a laissé la description et le « *pourtraict* ». Plus tard entre ces deux sources s'éleva la Maison du Roi, le premier de nos établissements couverts ; les piscines en effet étaient établies en plein air. Cet édifice, de 13 mètres de longueur sur 7 de large, élevé au début du XVIIe siècle, agrandi à diverses reprises et notamment au début du siècle suivant, céda la place en 1787 à un établissement plus important. La Maison du Roi n'avait que des bains et des douches ; sur la demande de la Société Royale de Médecine, l'établissement de 1787 eut des douches intestinales et une canalisation d'eau commune destinée à éviter l'encombrement de l'établissement par les porteurs, qui allaient chercher cette eau aux fontaines voisines pour la mélanger à l'eau minérale du bain ; c'était le début des améliorations apportées à notre outillage hydriatique, outillage qui s'est considérablement développé depuis 30 et surtout depuis 20 ans.

En 1812, Napoléon Ier créait le Parc (décret de Gumbinnen, Russie) et reliait ainsi par une promenade l'Etablissement, la Source de l'Hôpital et l'Hôpital thermal ; il agrandissait aussi quelque peu l'Etablissement, mais celui-ci devenait de plus en plus insuffisant, et en 1821 fut commencée la construction d'un nouvel établissement qui ne respectait que la galerie Nord de l'établissement de 1787. Cet établissement, plusieurs fois modifié dans ses aménagements intérieurs, ne devait disparaître que pendant l'hiver 1902-1903 pour céder la place à la Galerie des Sources et aux jardins qui la relient à la partie du Parc plantée d'arbres à hautes tiges (1).

Trois sources sont situées dans le voisinage de cette Galerie : ce sont, dans la direction de l'Est, à 150 mètres environ, le point d'émergence de *Lucas* et à 5 mètres de lui la source *Prunelle* et sa buvette ; et, dans la direction du Sud, sur les côtés Ouest du Parc, à 100 mètres environ de la Galerie, la source du *Parc*.

Au milieu d'une place publique, isolée de toute source voisine, à 300 mètres environ au Sud de la Galerie des Sources, jaillit au delà du Parc, derrière le Casino actuel, la Source de *l'Hôpital*. Une galerie couverte de 1 kilomètre de long fait le tour du Parc, relie entre elles la Galerie des sources et ses buvettes et la source de *l'Hôpital*, et sert de promenade aux buveurs les jours de pluie.

Plus au Sud encore, à 400 mètres environ de la source de *l'Hôpital*, dans un joli parc peu distant de l'Allier, adossée au rocher, est située la buvette des *Célestins* abritée par un élégant pavillon Louis XV, et à cent mètres d'elle se trouvent au Sud-Est *Lardy*, à l'Est *Dubois*.

Enfin, à un kilomètre environ dans la direction du Sud-Est, sur les confins de la commune, jaillissent les sources *Larbaud*, des *Etoiles* et *Généreuse*, qui forment le dernier groupe des sources de Vichy ; leur distance du centre de la ville les font moins fréquenter des buveurs.

Les principales sources de Vichy sont munies de conduites d'eau stérilisée maintenue à la température de l'eau des sources pour le lavage des verres ; le lavage du verre s'effectue avec l'eau même de la source, près des sources les moins fréquentées. L'accès des buvettes est gratuit à toutes les sources.

(1) Consulter pour tout ce qui a trait à l'histoire de la station : *Histoire des Eaux Minérales de Vichy*, par M. A. Mallat et l'un de nous. *Paris*, G. Steinheil, 1906 et années suivantes.

Les Etablissements.

Les établissements hydrominéraux de Vichy sont au nombre de sept : cinq appartiennent à l'Etat et deux sont des propriétés privées. Des cinq établissements appartenant à l'Etat quatre sont administrés par la Compagnie fermière des Eaux de Vichy et le cinquième, l'établissement de l'Hôpital militaire, par le Ministère de la Guerre.

Le grand établissement de 1re classe, l'établissement de 2e classe et l'établissement de 3e classe (ces deux derniers réunis dans un même édifice) sont situés en bordure de la rue Lucas, séparés de la Galerie des sources par la largeur de la rue, et alimentés par les sources *Grande-Grille, Puits-Carré, Lucas, Mesdames* et *Boussange*.

L'établissement de l'Hôpital militaire reçoit chaque jour 24 mètres cubes d'eau minérale provenant par moitié des sources *Lucas* et du *Puits Carré*.

L'établissement de l'Hôpital, sis place Rosalie, à proximité de la source de *l'Hôpital*, est alimenté par cette source.

Les établissements Lardy (rue de Nîmes) et Larbaud (boulevard National) appartiennent à des particuliers et doivent leur nom aux sources qui leur fournissent l'eau minérale.

L'établissement de 1re classe inauguré en 1903 est actuellement le plus vaste du monde et passe pour le mieux aménagé et le plus complet ; il couvre avec ses dépendances plus de deux hectares (exactement 20. 410 m²).

Le plan de cet édifice est un rectangle allongé de 170 mètres de façade, divisé par des galeries transversales partant du milieu de chacun de ses côtés en quatre rectangles plus petits et d'égales dimensions. Toutes les galeries situées sur les côtés de l'édifice et la galerie centrale perpendiculaire à la façade sont pourvues d'un premier étage, les galeries centrales parallèles à la façade sont les seules à n'avoir qu'un rez-de-chaussée.

Le monument est de style roman byzantin ; la façade principale est surmontée d'un dôme central et d'une coupole à chacune de ses extrémités. L'entrée de dimensions monumentales donne accès dans un vaste hall éclairé de hautes verrières multicolores et orné de peintures murales et de balcons à la hauteur du premier étage. Les peintures, œuvre de A. Osbert, représentent la Source et le Bain, et parmi les personnages qui les figurent on reconnaît le professeur V. Cornil et Mlle Charlotte Wyns, l'aimable artiste de l'Opéra-Comique qui jouait à Vichy au moment où elles furent composées.

Tous les services convergent vers le hall dans lequel le malade ou le visiteur se trouve dès qu'il a franchi le seuil de l'entrée principale ; la partie droite de l'établissement est exclusivement réservée au service des femmes et la partie gauche à celui des hommes ; une disposition analogue se retrouve dans tous les établissements de Vichy. Deux ascenseurs relient le premier étage au rez-de-chaussée.

La galerie perpendiculaire à l'entrée conduit au service d'Hydrothérapie médicale où la douche et les autres pratiques hydriatiques sont administrées par un médecin, ou bien par des baigneurs ou baigneuses sous sa surveillance directe et de tous les instants. Le premier étage de cette galerie est réservé au service d'électrothérapie qui a à sa tête un second médecin, et en arrière de cette galerie, en retrait de l'établissement, se trouve la salle affectée à la mécano-thérapie (institut Zander),vaste salle de plus de 400 m²., pourvue de 50 appareils et placée sous la surveillance d'un troisième médecin.

Les galeries du rez-de-chaussée et du premier étage en façade sur la rue Lucas sont occupées par les bains en baignoire, les bains en piscine individuelle à eau courante, les douches sous-marines et les services de luxe ; au premier étage du côté des hommes se trouve une vaste salle où se tiennent les séances dans lesquelles les médecins de la station font des conférences aux médecins ou étudiants en médecine qui viennent en groupes visiter Vichy.

Les galeries centrales parallèles aux premières sont réservées à l'hydrothérapie, aux massages à sec, aux bains de pieds,bains de siège, piscines froides ou tièdes et bains d'air chaud locaux, et aussi du côté des hommes à une salle d'escrime.

Les galeries parallèles à ces dernières et formant la partie postérieure de l'établissement sont consacrées aux rez-de-chaussée aux douches-massages (douche de Vichy et douche d'Aix) et au premier étage aux douches intestinales, vaginales, nasales, pharyngées, lavages d'estomac, pulvérisations, inhalations, douches et bains de gaz des eaux de Vichy et aux inhalations d'oxygène.

Enfin les galeries perpendiculaires à la façade et formant les côtés du rectangle sont affectées aux bains d'air chaud et de vapeurs, douches de vapeurs et pourvues de lits de repos, de sudation et de massage et de salle de douches. Du côté des hommes se trouve le siège de la Société des Sciences Médicales de Vichy et la Bibliothèque de cette Société (1).

Tous les services de l'Etablissement sont munis de salons d'attente.

Les diverses galeries sont séparées par quatre cours intérieures aménagées en jardins et couvertes de pelouses gazonnées.

Les services accessoires, tels que lingerie, économat, sont aménagés dans les parties de l'établissement dont nous n'avons pas noté l'affectation.

Derrière la salle de mécanothérapie sont situées les chaudières, les machines élévatoires et les tours contenant les réservoirs qui alimentent les trois établissements de 1re, de 2e et de 3e classes, et à côté d'elles, sur le boulevard National, les bâtiments où l'on procède à l'embouteillage des eaux de la Grande-Grille et de l'Hôpital.

Sur les côtés, en bordure du boulevard National, sous une large pelouse gazonnée se trouvent trois vastes réservoirs d'eau minérale de 1000 m³. chacun, destinés à emmagasiner l'eau minérale pendant les périodes peu actives de la saison afin de faire face aux besoins de la clientèle les jours de grande affluence. Depuis l'adduction de la source Boussange (1906) ces réservoirs sont inutilisés.

Dans les sous-sols de l'Etablissement sont situées deux bâches de passage de 200 m³. chaque qui recueillent constamment l'une l'eau minérale l'autre l'eau commune et s'emplissent pendant la nuit et aux heures de moindre affluence des malades.

L'*établissement de 2e classe* sis en face du précédent est de construction plus ancienne et remonte à 1857, mais il a subi de nombreuses et répétées transformations dèpuis cette époque jusqu'à ces dernières années ; il forme avec

(1) Voir page 158 les renseignements relatifs à la Société des Sciences Médicales et à la Bibliothèque de cette Société.

l'*établissement de 3e classe*, construit en 1900, qui lui est accolé, un rectangle de 75 mètres de façade sur 34 mètres de côté et ils couvrent à eux deux 6.300 m². Pourvus des principaux services que l'on trouve dans l'établissement de 1re classe, bains en baignoire, petite douche (douche vaginale) dans le bain, douche en jet, douche intestinale, installations communes à tous les établissements hydrominéraux de Vichy, l'établissement de 2e classe possède en outre la douche-massage (douche d'Aix et douche de Vichy), le bain d'air chaud, la douche intestinale et la douche vaginale horizontale. Ces établissements renferment un compartiment spécial affecté au service des gaz des eaux de Vichy (bain, douche, inhalation), aux douches nasales et pharyngées, aux pulvérisations, inhalations d'oxygène, lavages d'estomac et en outre aux bains sulfureux. Ces établissements seront prochainement transformés.

L'*établissement de l'Hôpital*, créé en 1818 et restauré récemment, est réservé en partie au service des malades de 1re classe et en partie au service des malades de 2e classe. Ouvert toute l'année, il assure seul le traitement des malades pendant l'hiver et est pourvu de tous les appareils de l'établissement de 1re classe, mais beaucoup n'y sont représentés qu'une seule fois du côté réservé aux hommes et une autre du côté réservé aux femmes.

L'*établissement de l'Hôpital Militaire*, construit en 1847 et agrandi à diverses reprises, comprend, indépendamment des bains en baignoires et de douches, des douches-massages, des douches de vapeur, des bains de siège et des douches intestinales.

L'*établissement Lardy* (1864) et l'*établissement Larbaud* (1879) comprennent les installations communes à tous les établissements de Vichy. Lardy possède en outre des bains de vapeur et des bains sulfureux.

Au total, tous ces établissements réunis possèdent : 446 cabines de bains en baignoires, 10 cabines de bains à eau courante en piscine individuelle, 34 salles de douches dont plusieurs munies de douches en cercle, en pluie, etc..., 14 installations de douches sous-marines en baignoire ou en piscine, 4 cabines de bains de pieds à eau courante dont 2 pour bains à température alternativement chaude et froide, 6 piscines froides ou tièdes, 22 caisses pour bains généraux ou locaux d'air chaud ou de vapeurs, 5 douches de vapeurs, 30 cabines de douches-massages dont plusieurs aménagées pour donner indifféremment la douche de Vichy ou la douche d'Aix (1),66 cabines de douches intestinales ou vaginales dont 40 permettant de donner la douche horizontale, et des installations plus que suffisantes pour donner les bains carbo-gazeux,les bains de lumière à chaleur radiante et lumineuse de Dowsing, les bains de lumière à incandescence, les douches d'air chaud, les inhalations, douches ou bains de gaz des eaux de Vichy, les lavages d'estomac, de vessie, les douches nasales, pharyngées ou auriculaires, les pulvérisations, les inhalations d'oxygène, le bain hydro-électrique, le bain électrique à cellules (bain de Schnée), les diverses applications électriques, la radioscopie et la radiographie.

Les établissements administrés par la Compagnie fermière des Eaux de Vichy ont donné pendant l'année 1911 536.055 opérations ; dans ce nombre, les séances de méca-

(1) La douche de Vichy diffère de la douche d'Aix en ce que le malade est couché sur un lit de sangle et reçoit constamment sur tout le corps l'eau d'une rampe horizontale située au-dessus de lui au lieu d'être assis sur un escabeau et de recevoir successivement sur chaque région du corps à mesure qu'elle est soumise au massage l'eau d'un jet placé sous le bras du masseur. Le masseur qui pratique la douche de Vichy a à sa disposition un jet local sous lequel il peut masser à une température généralement plus élevée que celle de l'eau de la rampe telle ou telle région du corps.

nothérapie ne sont pas comprises. Il faut entendre par
opérations toute pratique thérapeutique qui donne lieu à
la délivrance d'un ticket, tels que bains, douches, inhalations, etc... Tous les services de ces établissements sont
surveillés et dirigés par le médecin chargé de l'hydrothérapie médicale.

Indépendamment des établissements hydrominéraux, il
existe à Vichy depuis plus de cinquante ans des établissements privés qui mettent en œuvre l'eau douce à toute
température, les bains d'eaux ou de vapeurs médicamen-
teuses, et les divers agents physiques ou mécaniques qui
peuvent être employés comme adjuvants de la cure hydro-
minérale.

Ces établissements sont actuellement au nombre de deux:
le *Hammam vaporifère* fondé en 1881 et l'*Institut de physicothérapie* fondé en 1890. L'un et l'autre sont pourvus des
diverses installations dont nous venons de parler. Le
Hammam possède notamment des salles de bains russes,
des salles de bains turcs, et une vaste piscine de natation;
l'Institut de physicothérapie, dirigé par deux médecins,
est doté d'une installation très complète d'électrothérapie,
de radiothérapie, de bains thermo-résineux, et d'un bain
de pieds à eau courante disposé de telle façon qu'il puisse
être pris pendant que le malade reçoit la douche.

Les Hôpitaux Thermaux.

L'*Hôpital civil thermal* destiné à recevoir les indigents
de la France entière fut fondé à la fin du xviie siècle (16
mars 1696). D'abord situé place Sévigné et comprenant
22 lits, admettant à la fois les malades civils et militaires,

il devint bientôt insuffisant et fut transféré, en 1755, dans le quartier du Boulet, quartier ainsi nommé à cause du nom d'une source qui plus tard fut dénommée elle-même source de l'Hôpital en raison même de sa proximité de l'Hôpital thermal. Cet hôpital doté de 50, puis de 60 lits, devint à son tour insuffisant, et bien qu'il eût cessé, en 1847, d'être hôpital mixte pour rester uniquement hôpital civil, l'administration dut loger en ville bon nombre de malades qu'elle ne pouvait hospitaliser. Il fut transféré de nouveau à la place qu'il occupe actuellement, place dénommée alors la Croix des Renards, et inauguré au début de la saison 1888. Distant de 1.300 mètres environ de la Galerie des Sources et de 1.000 mètres de la Source de *l'Hôpital*, il est parfaitement aménagé. Il possède 164 lits répartis dans 4 salles et deux infirmeries de 2 lits chacune, une pour les hommes, une pour les femmes, destinées à recevoir les malades graves dont les plaintes pourraient gêner les voisins. Chaque salle a son lavabo, chaque division (division des femmes et division des hommes) a son réfectoire, son vestiaire, son promenoir couvert, une tisanerie, une salle de bains, et un water-closet aménagé spécialement pour le tamisage des matières fécales. L'Hôpital thermal possède également un laboratoire de chimie, bactériologie, hématologie, radioscopie et radiographie dirigé par un médecin.

Les malades de l'Hôpital civil thermal suivent leur traitement à l'Etablissement de 3e classe; une voiture à roues caoutchoutées conduit matin et soir à l'établissement et aux sources ceux d'entre eux pour lesquels la marche est pénible, difficile ou douloureuse.

Les soins médicaux sont donnés par dix médecins qui assurent le service à tour de rôle.

L'Hôpital est ouvert du 15 mai au premier octobre et

admet chaque année 800 malades environ (1). Il ne suffit pas à loger tous les indigents que la France adresse à Vichy; 300 à 400 sont logés en ville et sont soignés gratuitement par les médecins de l'Assistance thermale. Ces médecins, au nombre d'une trentaine environ, assurent aussi, moyennant une rétribution modeste, le service dit de la gratuité, c'est-à-dire le service des malades auxquels l'Etat propriétaire des Eaux accorde gratuitement le traitement thermal ; ce sont le plus souvent de petits fonctionnaires et surtout des instituteurs.

L'*Hôpital militaire thermal* fondé en 1847 dans l'ancien hôtel Cornil, rue Lucas, en face du point d'émergence de la source Lucas, a été agrandi à diverses reprises et contient aujourd'hui 279 lits, dont 205 lits, d'officiers et 74 lits de sous-officiers ou soldats.

Indépendamment de l'établissement thermal dont nous avons déjà parlé il possède comme l'hôpital civil des réfectoires, des laboratoires de chimie et de micrographie, une tisanerie et un service pharmaceutique très complet.

Cet hôpital admet tous les militaires des armées de terre

(1) Pour être admis à l'Hôpital civil thermal, les malades doivent adresser au Directeur de l'Hôpital : 1° un certificat de médecin attestant qu'ils ont besoin de faire une cure aux eaux de Vichy ; 2° un certificat du maire de la commune constatant qu'ils sont inscrits sur les listes de l'assistance médicale gratuite en vertu de l'article 14 de la loi du 15 juillet 1893; 3° un certificat du percepteur constatant qu'ils paient moins de 15 francs d'impôts; 4° un engagement de la commune ou du département d'origine, ou, à défaut de ces collectivités, d'une personne charitable, de payer les frais d'hospitalisation ; ces frais s'élèvent à 45 fr. environ pour une saison de trois semaines. En raison du grand nombre de demandes d'admission, il est bon d'adresser les demandes longtemps à l'avance. Les malades sont avisés par le Directeur de l'Hôpital de l'époque à laquelle ils seront hospitalisés ; dans les cas où il leur serait impossible de venir, ils doivent en prévenir aussitôt le Directeur de l'Hôpital.

et de mer et les fonctionnaires coloniaux en activité de
service ou retraités ; mais ne peuvent être hospitalisés que
les officiers subalternes, les sous-officiers ou soldats en
activité de service et les officiers supérieurs retraités. Les
officiers supérieurs en activité de service se logent en ville
à leur fantaisie et viennent suivre leur traitement à l'établissement thermal de l'hôpital. Ouvert du 1er mai au
15 septembre, l'Hôpital militaire traite 300 malades environ, dont la moitié sont hospitalisés ; les soins médicaux
sont assurés par cinq médecins et un pharmacien.

III. — ACTION PHYSIOLOGIQUE ET THÉRAPEUTIQUE

Généralités.

La cure de Vichy est complexe : la balnéation y a d'abord joué le principal rôle, comme partout où il y a des eaux chaudes, mais depuis très longtemps déjà, Mme de Sévigné en fait foi, la boisson a été reconnue comme l'élément principal et essentiel de la cure Vichyssoise.

Il est cependant incontestable que le bain hydro-minéral exerce une action des plus utiles dans la plupart des cas justiciables de la Station, et il est rare que le médecin se prive de cet adjuvant, ou d'un quelconque des agents physiques mis à sa disposition par l'outillage très complet d'un Etablissement modèle.

Il en résulte que, dans les effets physiologiques observés cliniquement au cours ou à la suite de la cure Vichyssoise, il est assez difficile d'isoler l'élément thérapeutique auquel il est essentiellement dû. A part les faits qui ont été l'objet d'une expérimentation isolée, les résultats reconnus et mentionnés sont donc imputables à la cure mixte, principalement de boisson, secondairement de bains ou d'hydrothérapie.

En tous cas, l'eau de Vichy constitue un médicament dont l'absorption, surtout par ingestion, provoque dans l'organisme des réactions susceptibles d'amener des effets thérapeutiques constatés journellement, dont l'interprétation, souvent difficile, a fait l'objet de nombreux travaux.

On a vu plus haut (pp. 35 et suivantes) quelle est la constitution physico-chimique de l'eau de Vichy : solution saline complexe, à prédominance notable de bicarbonate de soude, presque isotonique, contenant des métaux à l'état colloïdal, dotée d'un pouvoir catalytique réel, d'une radio-activité modérée, chargée de gaz où domine l'acide carbonique, telle peut être formulée la caractéristique de cette eau dont on doit étudier en bloc les actions sur l'organisme.

La minéralisation de l'eau de Vichy doit certainement jouer un rôle important dans l'action physiologique, elle est trop marquée pour être indifférente. On a fait remarquer avec raison que cette solution alcaline présentait les caractères essentiels d'un sérum artificiel et on connaît expérimentalement les actions de ces sérums : les travaux du regretté C. Fleig ont largement élucidé cette question. Mais il ne faudrait pas, s'en tenant à ce point de vue, assimiler étroitement l'action de l'eau de Vichy à celle du bicar-

bonate de soude : encore que celui-ci y soit très prédominant, il est incontestable que les nombreux éléments minéraux qui l'accompagnent jouent un rôle
notable dans l'acte thérapeutique. On sait en particulier quelle énergie on attribue aux petites quantités
de métaux à l'état colloïdal, et il n'est pas douteux que
le fer ou l'arsenic, dans l'espèce, agissent puissamment dans la rénovation sanguine si rapidement
constatée chez les anémiés palustres.

L'acide carbonique est également un facteur considérable de l'action physiologique ; on en connaît les
effets anesthésiants et légèrement excitants, particulièrement contrôlables sur la muqueuse stomacale.

L'eau de Vichy absorbée exerce une action statique qui vient influencer l'équilibre humoral de l'organisme : les variations de la tension artérielle et de
la diurèse, que nous étudierons plus loin, sont sur
ce point très démonstratives.

Enfin il faut admettre aussi une action dynamique,
dénoncée par les réactions importantes obtenues
dans l'organisme par des quantités d'eau relativement
peu considérables, réactions d'autant plus manifestes
que l'eau est utilisée aux griffons, où elle a au maximum, et pour peu de temps, ses propriétés de radioactivité, d'ionisation, d'état colloïdal, etc., qui
constituent sa vitalité.

L'eau de Vichy est donc un agent thérapeutique
à type bien caractérisé, elle présente pourtant des

variétés aux différentes sources de la station : si la minéralisation ne varie que par des détails qui ne sauraient lui enlever son caractère familial, il n'en est pas de même de la température, qui va de 15° à 45° et 60°.

Cette sorte d'individualité constitutionnelle a été reconnue empiriquement correspondre à une certaine individualité thérapeutique sur laquelle on a voulu établir une spécialisation souvent exagérée.

En fait, certaines sources provoquent des réactions plus marquées dans certains organes, et cette constatation, confirmée expérimentalement par l'un de nous, a depuis longtemps donné crédit dans le public à des sortes d'équations telles que : *Hôpital* = maladie d'estomac ; *Grande-Grille* = maladie du foie, etc... Or, si ces spécialisations réactionnelles sont souvent utilisables, il y a nombre de cas où elles doivent être soigneusement évitées, quand on a affaire à des organes trop sensibles, ou en état de processus plus ou moins aigu.

Le médecin n'aura donc jamais trop de son expérience locale et de son tact clinique pour adapter le choix de la source et les doses à l'individualité de son malade et à l'état transitoire de ses organes.

C'est dire combien il est absurde et souvent dangereux de formuler à l'avance une cure de plusieurs semaines, soustrayant ainsi le patient au contrôle médical presque quotidien, si nécessaire à sa sécurité.

DES EAUX DE VICHY EN BOISSON

L'eau de Vichy, prise en boisson, a un goût agréable, alcalin, un peu piquant. Le gaz qui se dégage produit une sensation de léger gonflement stomacal, avec renvois gazeux et picotements dans le nez. La sensation de faim est réveillée ou accrue dans la demi-heure qui suit l'absorption.

Action sur l'estomac.

L'eau bue à jeun nettoie la surface de l'œsophage et de l'estomac des mucosités et résidus qu'elle entraîne : les doses consécutives agissant sur une muqueuse décapée y provoquent des phénomènes de sensibilité et de sécrétion comparables à ceux qu'on produit expérimentalement avec le bicarbonate de soude.

On sait que ce sel, à petites doses, est excitant de la sécrétion gastrique et accélérant de l'évacuation stomacale. Le rôle de saturation de l'acidité chlorhydrique ne saurait être obtenu que par des doses très supérieures aux doses d'alcalins contenus dans un verre, soit 1 gramme environ : tout au plus, comme l'a dit l'un de nous, les doses successives répétées peuvent-elles neutraliser l'acidité sécrétée depuis la précédente prise.

Si donc les phénomènes douloureux, brûlures, renvois acides et spasme pylorique consécutif sont atténués et supprimés par l'ingestion de l'eau, c'est en raison de sa thermalité, de l'action anesthésiante du gaz carbonique sur les terminaisons nerveuses, et un peu de la neutralisation partielle des acides.

Il faut remarquer que si toutes les sources de Vichy sont stimulantes et apéritives, certaines, surtout prises au griffon, possèdent une action sédative spéciale qui est précieuse dans les affections douloureuses de l'estomac.

D'ailleurs, pour obtenir soit l'effet excitant, soit l'effet sédatif convenables, la détermination de la quantité d'eau à prendre, la répartition des doses et l'heure d'absorption jouent encore un rôle très important.

Comme nous le verrons en étudiant l'action générale de l'eau de Vichy, celle-ci produit une régularisation de la nutrition qui se fait sentir sur l'estomac comme sur le reste de l'organisme, et tend à normaliser la sécrétion gastrique.

Action sur l'intestin.

Cette action est moins facile à isoler : ce qu'on observe, c'est le plus souvent une régularisation des fonctions chez les diarrhéiques comme chez les constipés, par modification des sécrétions intestinales. Sans nier l'action directe de l'eau sur la muqueuse intestinale, son rôle dans la saponification, et peut-être l'absorption des graisses, il est certain que la plupart des troubles intestinaux sont sous la dépendance du fonctionnement défectueux de l'estomac et du foie, et que ces deux organes sont ceux qui réagissent le plus sous l'influence de la cure Vichyssoise : il faut donc admettre que l'intestin, recevant un chyme plus complètement élaboré et un afflux biliaire plus normal, fonctionne plus régulièrement.

La constipation s'observe fréquemment au début du traitement : elle doit être combattue par les adjuvants de la cure thermale. La régularisation des fonctions intestinales reparaît ensuite, soit lentement, soit à la suite de débâcles bilieuses, parfois aussi quelque temps après la cessation de la cure.

L'emploi des différentes sources et leur posologie doivent entrer en ligne de compte dans ces circonstances. En général, les eaux froides ont une action laxative. Il ne faut pas oublier qu'anciennement on cherchait et on obtenait à Vichy des effets laxatifs et même purgatifs. Ce dernier résultat, qu'on atteignait d'ailleurs dans presque toutes les stations d'eaux, était dû aux quantités énormes de liquide qu'on ne craignait pas de faire absorber aux patients. Encore aujourd'hui, lorsqu'on est bien édifié sur la tolérance du malade, sur l'intégrité de son appareil circulatoire et de ses émonctoires, on peut, à l'aide de doses relativement élevées, provoquer des selles abondantes et même diarrhéiques.

Un fait à noter est la très rapide absorption de l'eau de Vichy, facile à constater par la rapide alcalinisation des humeurs : on a cherché à expliquer de différentes façons ce fait sans qu'aucune interprétation satisfaisante en ait été donnée.

Action sur le foie.

Depuis qu'il existe une clinique de Vichy, l'action de ses eaux sur le foie a été reconnue : les modifications de volume de cet organe au cours de la cure, l'excitation de la sécrétion biliaire, la régularisation, en fin de compte, du fonctionnement hépatique ont été observés de tout temps, au point qu'il a semblé légitime à d'éminents savants de considérer cette sorte d'action spécifique comme le pivot de l'action thérapeutique des eaux de Vichy dans la plupart des états pathologiques ressortissant à la station.

Les dyspeptiques, goutteux, diabétiques, les palu-

diques, et naturellement les hépatiques vrais (lithiasiques, coloniaux, etc.) présentent le plus souvent
des augmentations de volume du foie, partielles ou
totales : ces gros foies, soumis à la cure Vichyssoise,
subissent d'abord une excitation de leurs fonctions
facile à constater, et que rend manifeste l'écoule-
ment d'une bile plus abondante et plus fluide par les
fistules biliaires consécutives aux interventions chirurgicales.

Poussée thermale.

Si la cure est dirigée un peu trop énergiquement,
ou si le sujet est en état particulièrement éréthique,
il peut se produire, vers le 8ᵉ ou 12ᵉ.jour du traitement, une poussée congestive douloureuse, avec augmentation de volume et sensibilité du foie, rappel des
crises douloureuses, état général mauvais, troubles
digestifs, constipation ou diarrhée, modification des
urines, parfois élévation thermique. Cet état, qui constitue ce qu'on a appelé la *crise* ou la *poussée thermale*, peut également se manifester dans les semaines qui suivent la cessation de la cure. La crise peut
durer quelques jours et céder d'elle-même, ou être
enrayée par des modifications de doses, une dérivation intestinale par des laxatifs salins appropriés et
répétés, ou certaines pratiques hydrothérapiques locales. Elle peut d'ailleurs être le plus souvent évitée

par l'emploi préventif des mêmes moyens, et n'est nullement, comme on l'a cru et écrit, nécessaire à l'efficacité ultérieure de la cure.

En tout cas, à moins de complications, le foie ne tarde pas à diminuer de volume dans les proportions que permet le degré des altérations pathologiques antérieures.

Si tels sont régulièrement les faits cliniques journellement observés, faciles à constater, il est moins aisé d'en saisir le fonctionnement intime.

Le foie, on le sait, est un organe à sécrétions interne et externe, dont les fonctions physiologiques sont multiples : sécrétion biliaire, digestion des graisses, action uropoïétique, fonction glyco-fixatrice, destruction des hématies vieillies et des poisons autochtones ou hétérogènes, etc.

L'action cholagogue du bicarbonate de soude, sur laquelle se partagent les expérimentateurs, a cependant assez de partisans pour entrer en ligne de compte dans l'interprétation des faits rigoureusement observés dont nous avons parlé plus haut.

Mais, parallèlement à cette action, la cellule hépatique, laboratoire intime des fonctions complexes du foie, subit certainement l'influence spéciale de l'eau de Vichy : lavage, exaltation du métabolisme, élaboration des substances toxiques à détruire ou à éliminer, rénovation cellulaire, tels sont les actes qu'on peut à bon droit imputer à cet agent thérapeutique,

et dont l'aboutissant est la dépression de l'hyper-
hépatie, l'excitation de l'anhépatie, en un mot la *régularisation* des fonctions du foie.

Ce résultat est-il dû à une action directe sur le
protoplasma cellulaire, ou à l'influence trophique
exercée par l'eau de Vichy sur l'organisme entier et
agissant sur chacun des organes en exaltant leur
nutrition ? C'est ce qu'il est impossible de dire dans
l'état actuel de la science.

Un travail récent, fait à l'Hôpital militaire de
Vichy, indiquerait, d'après l'examen de 36 cas, que,
sous l'influence de la cure, la cholémie a sensiblement diminué chez des paludéens ou coloniaux à
teinte subictérique, sans lésion active du foie ni des
voies biliaires ; elle a au contraire augmenté dans
le groupe des malades atteints de lithiase biliaire ou
de cholécystite à accidents plus ou moins récents.
Ces résultats, pour intéressants qu'ils soient, comme
indication du mode d'action de la cure, demandent à
être confirmés sur un nombre plus grand de malades.

Action sur l'utérus.

L'eau de Vichy, prise en boisson, peut agir indirectement sur l'utérus en alcalinisant les milieux.
L'acidité des sécrétions utérines a été fréquemment
constatée ; on lui a imputé certaines formes de métrites, et certains cas de stérilité. Ces troubles fonc-

tionnels sont souvent corrigés par la cure de boisson, aidée ou non par le traitement externe.

On observe souvent, pendant la cure, une poussée congestive dans l'appareil utéro-ovarien, capable d'avancer ou de prolonger la menstruation.

Action sur la circulation.

La facile et rapide absorption de l'eau de Vichy, due, comme nous l'avons dit, à sa qualité de sérum presque isotonique, et souvent aussi les pratiques balnéaires, provoquent généralement une élévation de la tension artérielle qui va s'accentuant jusqu'au moment où peut se produire la crise thermale : celle-ci terminée, la tension artérielle, quelle que soit sa valeur, a une tendance très nette à se régulariser.

Ce fait d'observation peut s'expliquer de la façon suivante : au début du traitement, le fonctionnement des émonctoires n'est pas établi, et l'eau minérale est retenue dans les tissus ; il y a rupture de l'équilibre statique et augmentation de la pression artérielle. Cette phase, qu'on pourrait appeler phase congestive, se prolonge jusqu'au moment de la crise thermale, que l'on a qualifiée assez justement de crise humorale ou encore de crise vasculaire. A ce moment, la congestion est à son maximum, au niveau des organes lésés et au niveau du système porte. Nous en avons plus haut noté les effets sur le foie.

Brusquement, les émonctoires se mettent à fonc-
tionner, et aussitôt la congestion disparaît, la circulation devient plus active, et, par équilibre statique
des milieux liquides de l'organisme, la pression
sanguine tend à se régulariser. Les mêmes phénomènes peuvent se présenter qu'il s'agisse d'hypoten-
sion, de tension normale ou d'hypertension. Certains
malades n'ont pas d'élévation de tension et pas de
crise thermale, ce sont ceux dont les émonctoires
(peau, reins, intestin) fonctionnent dès les premiers
jours.

Le praticien hydrologue a la possibilité de favoriser le jeu des émonctoires par diverses pratiques
thermales bien connues à Vichy, et d'atténuer cette
crise thermale qui apparaît habituellement entre le
8e et le 12e jour de la cure. C'est là un précieux
avantage, car il permet d'appliquer le traitement
même à des malades présentant de l'hypertension
artérielle, en régularisant la circulation dès les premiers jours du traitement et en évitant la période
congestive.

Si l'on a soin de surveiller le fonctionnement des
émonctoires et de ne pas dépasser les doses d'eau
minérale que chaque malade est capable de tolérer,
la seconde partie de la cure ne donne lieu à aucun
autre incident d'ordre circulatoire, et la pression
artérielle reste normale ou voisine de la normale.

Action sur le sang.

Il importe de rappeler que depuis longtemps l'accusation portée contre les eaux de Vichy d'avoir une action débilitante, anémiante a cessé d'être soutenable. Ces eaux ont, au contraire, une action reconstituante très nette, et justement reconnue aujourd'hui.

Non seulement les eaux de Vichy ne déterminent pas d'anémie, mais encore elles sont susceptibles de combattre très efficacement certaines formes d'anémie, comme on le verra au chapitre des indications.

Sous l'influence du traitement on a noté l'augmentation de l'activité de réduction de l'oxyhémoglobine, l'augmentation du taux de l'hémoglobine, l'augmentation du nombre des globules rouges. Ce dernier, après trois semaines de traitement, peut augmenter parfois de plus d'un million par millimètre cube. Ces indications ressortent des travaux de plusieurs cliniciens de notre station et des observations de tous ceux qui font pratiquer des examens de sang chez leurs malades.

Les recherches sur les globules blancs sont de date récente. Elles ont démontré des phases d'hyperleucocytose et d'hypoleucocytose se succédant pendant toute la durée du traitement. Il y a là des

transformations importantes en rapport avec la pha-
gocytose qui paraît nettement activée par l'usage des
eaux de Vichy.

Correspondant à l'hyperleucocytose, on a démontré encore l'augmentation des opsonines et de l'index
opsonique, ainsi que, cela s'observe habituellement.

On admet encore que, sous l'influence de l'eau de
Vichy prise en boisson, le sang prend une réaction
plus alcaline, favorable aux échanges, qui devien-
nent plus intenses lorsque les milieux de l'organisme
sont alcalins ou très peu acides.

Action sur la diurèse.

Les eaux de Vichy prises en boisson agissent
très activement sur la diurèse, en modifiant la quantité aussi bien que la qualité des urines.

En laissant de côté les modifications qui peuvent
être apportées par la température extérieure, la
diurèse peut être accentuée dès le commence_
ment de la cure, mais elle est généralement moins
intense au début du traitement pour augmenter,
jusqu'à doubler ou tripler après la première semaine
et tendre ensuite à se rapprocher de la normale.
Elle doit être surveillée avec soin, car elle varie
avec l'état des reins, et devient dès lors une indication précieuse.

Les modifications qualitatives sont très marquées.

L'acidité totale a tendance à baisser, jusqu'à être parfois remplacée par l'alcalinité. Chez certains individus, au contraire, dont le coefficient d'acidité est inférieur à la normale, on le voit remonter vers l'unité.

L'urée augmente chez les malades qui sont, pour la plupart, des uricémiques.

L'acide urique diminue notablement dans la majorité des cas ; mais on observe généralement les débâcles d'acide urique et d'urates à des moments de la cure qui peuvent être considérés comme critiques, et qui coïncident plus ou moins avec la crise thermale.

Les chlorures augmentent chez les uns et diminuent chez les autres, sans qu'il soit facile de faire ici la part de l'action du régime alimentaire et de celle des eaux.

Les phosphates se rapprochent de la normale.

Quant aux éléments anormaux de l'urine, ils tendent à diminuer : nous en parlerons au chapitre des indications.

Certaines sources, en raison de leur température propre, sont plus diurétiques que d'autres.

Action désintoxicante.

Les malades traités à Vichy sont des intoxiqués chroniques, qui ne peuvent éliminer convenablement

les toxines qui les encombrent par suite de l'insuffisance fonctionnelle des diverses cellules de l'organisme. Les eaux ont pour résultat de réactiver les
fonctions cellulaires et de permettre l'élimination
des toxines.

La diurèse intervient pour expulser par les reins
quantité de produits nocifs. En même temps, les
autres émonctoires, en particulier la peau et l'intestin, sont mis en condition pour faciliter la désin-
toxication.

Les produits de déchets qui seraient des acides
aminés sont plus facilement solubilisés sous l'influence de l'alcalinité des eaux.

Action sur la nutrition générale.

Cette action est le corollaire de ce que nous avons
vu dans les précédents chapitres : partout où il a
été possible de vérifier les modifications locales pro-
duites par la cure de Vichy, on a dû constater tantôt
une augmentation, tantôt une diminution de l'activité organique, suivant que cette activité était préalablement inférieure ou supérieure à la normale.
Cette action est manifeste lorsqu'on étudie le fonctionnement de l'estomac, du foie ou des reins au
cours du traitement, et les analyses d'urines sont
là pour en témoigner : la tendance à l'équilibre des
éliminations azotées, qu'on observe à mesure que la

cure avance, est d'autant plus importante à retenir que les malades, stimulés par l'action apéritive de la plupart des sources de Vichy, usent d'une alimentation plus abondante qu'avant leur arrivée dans la station.

L'action des alcalins sur les phénomènes de diffusion intra-organique n'est plus à démontrer : on sait combien d'expériences récentes ont rendu manifeste la conservation de la vitalité des éléments cellulaires et leur lixiviation dans les solutions alcalines isotoniques, et l'eau de Vichy, nous l'avons vu, constitue un sérum naturel type.

Il n'est pas douteux, d'autre part, que les propriétés physico-chimiques de cette eau n'exercent sur les éléments organiques une action dynamique très spéciale.

Il importe peu, dans l'espèce, qu'on interprète les états généraux dits diathésiques qui sont justiciables de Vichy, comme résultant d'une suractivité ou d'un ralentissement de la nutrition : le fait indéniable c'est que, dans ces états, la nutrition est compromise. Or, on a vu que la cure de Vichy a pour effet de régulariser, de ramener à la normale les troubles fonctionnels des différents organes : elle est donc, en total, régularisante de la nutrition générale, et peut être dite orthotrophique, comme on l'a fait avec raison.

DES EAUX DE VICHY EN APPLICATIONS EXTERNES

Quoique nous ayons spécifié que la cure de Vichy est le plus souvent mixte, les actions physiologiques que nous avons constatées dans les précédents chapitres sont presque entièrement imputables à la cure de boisson. Il importe donc d'examiner quelle part peuvent revendiquer les applications externes de l'eau de Vichy, qui, pour être de moindre importance que la boisson, ne sont pas sans apporter une aide précieuse dans l'acte thérapeutique.

Le bain minéral.

Le bain de Vichy a pendant longtemps fait partie presque obligatoire de la cure, et il en constitue encore une pratique des plus fréquentes.

Sur un rapport de Vicq d'Azyr au xviiie siècle, on a amené de l'eau douce à l'Établissement pour couper l'eau minérale des bains qui, pure, était reconnue être trop excitante. La température des bains, différente suivant les prescriptions médicales, intervient pour faire varier leur mode d'action.

Dans l'impossibilité d'étudier ici toutes les modalités usitées, nous n'envisagerons que le bain le plus utilisé. Ce bain agit par son alcalinité, par sa minéralisation, par ses gaz et par sa température.

L'alcalinité permet un décapage et un nettoyage plus complet de la peau. Elle facilite la dissolution des enduits sébacés qui encombrent les orifices glandulaires, ce qui assure le bon fonctionnement de l'émonctoire cutané.

La minéralisation du bain, assez élevée, explique l'action stimulante sur l'organisme, et tout particulièrement sur les éléments nerveux et glandulaires de la peau.

On a beaucoup discuté sur la pénétration possible des éléments minéraux de l'eau, prise en bain, à travers la peau, et jusqu'ici rien de précis n'a été démontré. Certains admettent qu'une très petite quantité de sels traverse la peau pendant le bain et réagit sur l'organisme. C'est en tout cas à leur minéralisation qu'il convient d'attribuer l'action tonique des bains de Vichy : les malades supportent sans fatigue une balnéation prolongée et répétée qu'ils ne supporteraient certainement pas avec de l'eau ordinaire à la même température.

Le bain tiède est surtout sédatif. Le bain frais et le bain chaud de courte durée sont surtout stimu-

lants. L'action générale obtenue est une action toni-
sédative, plus ou moins intense, que l'on gradue suivant la sensibilité de chaque malade.

L'action toni-sédative est renforcée par la présence des gaz des eaux minérales. Le gaz carbonique, très abondant dans les sources de Vichy, n'est
pas le seul gaz intéressant ; il y a en outre, on le sait,
des gaz radioactifs.

Non seulement le bain active les fonctions cutanées en stimulant la circulation périphérique, mais il
retentit sur la circulation générale et par là sur la
diurèse.

La balnéation de Vichy a donc pour but principal
d'assurer le fonctionnement des émonctoires pendant
toute la durée de la cure.

L'entéroclyse.

L'entéroclyse se pratique de deux façons très différentes avec la douche ascendante et avec le lavage
d'intestin.

La *douche ascendante* a pour but de faire une
dérivation intestinale et de décongestionner les organes intra-abdominaux, en particulier le foie. Ce
qui caractérise cette forme d'entéroclyse, c'est la
pression et la température. Il est inutile d'atteindre
des pressions élevées, qui pourraient être dangereu-
ses. L'eau doit être à une température inférieure ou

supérieure à celle de l'organisme : l'effet obtenu est à peu près le même, toutefois la chaleur est beaucoup mieux supportée par les malades. Le degré de minéralisation de l'eau et la quantité à prendre varie beaucoup suivant les prescriptions médicales. La douche ascendante est apte à combattre la congestion portale, la pléthore abdominale et tout particulièrement la congestion hépatique.

Le *lavage d'intestin*, tout à fait différent, se fait à basse pression, ou à pression minima, pour que l'eau puisse pénétrer lentement, et à température voisine de la température interne. La quantité d'eau et le degré de minéralisation varient suivant les cas. Le lavage d'intestin a pour effet : 1° d'exonérer le gros intestin ; 2° de combattre le spasme ; 3° de régulariser les sécrétions intestinales ; 4° d'exercer une action topique ou cicatrisante sur la muqueuse intestinale.

Les effets de l'eau de Vichy en entéroclyse sont différents de ceux de l'entéroclyse simple, à cause de la presque isotonicité de l'eau qui la rend moins irritante pour la muqueuse ; de plus, une partie de l'eau est absorbée.

Lavage de l'estomac.

Le lavage d'estomac se pratique avec l'eau minérale de Vichy, prise au griffon, par conséquent avec toute son activité.

En plus des effets ordinaires des simples lavages d'estomac, l'eau de Vichy exerce une action topique sur les lésions gastriques.

Pulvérisations.

On emploie surtout l'eau venant directement de la source. Elle a une action décongestive, dérivatrice et topique sur la peau et sur les muqueuses.

Gargarismes.

On utilise surtout pour les gargarismes les sources *Lucas* et *Chomel*. L'eau minérale en gargarismes à la source a pour effet de combattre la sécheresse de la bouche et de la gorge, la congestion locale, et d'exercer une action topique sur les muqueuses buccale et pharyngée.

Lotions.

Les lotions se font surtout avec l'eau de *Lucas*. Elles trouvent leur utilisation dans les dermatoses chroniques diathésiques. Elles ont une action décongestive, dérivatrice et topique très importante et très connue.

Elles ont l'avantage d'être faites avec une eau minérale bactériologiquement pure. M. le professeur

Pouchet l'a démontré par des expériences très rigou-
reuses, faites depuis que les sources ont été mises à
l'abri des poussières ambiantes.

Douche vaginale.

La douche vaginale peut être appliquée seule ou
avec le bain général. La minéralisation, la température et le nombre de litres varient beaucoup suivant
les cas. La douche vaginale agit en alcalinisant les
sécrétions souvent acides dans les métrites chroniques. Elle a encore une action décongestive, dérivatrice et topique importante.

Douches.

Les pratiques hydrothérapiques empruntant leur
principe d'action à la température et à la technique
de la percussion, il n'y a, le plus souvent, aucun intérêt à ce qu'elles soient pratiquées avec de l'eau minérale plutôt qu'avec de l'eau douce. Cependant, la
douche donnée avec de l'eau de Vichy peut avoir
l'avantage de produire un certain degré du décapage
épidermique qu'on obtient dans le bain minéral.

Cette action devient plus importante dans la douche-massage, dont on a lu plus haut la modalité
spéciale à Vichy, où elle constitue une pratique de
plus en plus en vogue.

Bains et douches de gaz.

Les gaz recueillis à la surface de la source *Chomel* sont amenés par des conduites dans les établissements où ils sont utilisés sous forme de bains et de douches le plus souvent nasales.

Ces gaz, on l'a vu, sont en majeure partie composés de gaz acide carbonique, mais ils contiennent aussi de l'azote, des gaz rares et de l'émanation radio-active. Après avoir fait honneur de leur action physiologique à l'acide carbonique uniquement, on serait tenté aujourd'hui de reporter toute la responsabilité des effets produits sur les principes radio-actifs. La vérité est probablement entre ces deux opinions : il est impossible de ne pas tenir compte de l'acide carbonique qui entre pour 90 0/0 dans la composition de ces gaz, et dont on connaît expérimentalement les propriétés; il faut également faire une part à la radio-activité dont il semble bien qu'on doive admettre l'action sédative.

C'est en effet de sédation qu'il s'agit dans les effets obtenus par l'emploi des gaz de Vichy.

Le bain pris en baignoire fermée, la tête étant au dehors, produit une sédation générale très marquée qu'on devrait utiliser plus souvent qu'on ne le fait, dans les cas d'irritabilité générale, d'insomnie nerveuse, de névralgies superficielles, de prurits *sine materia :* l'un de nous y aurait même obtenu des effets antiseptiques dans une manifestation dermopathique.

La douche consiste en un jet de gaz projeté sur un point déterminé, muqueuse vulvaire, muqueuse pharyngée, et surtout muqueuse nasale. L'effet produit est une décongestion et une sédation locales, très utilisables dans la rhinite spasmodique et certaines formes de rhinites et pharyngites chroniques des arthritiques, prurit vulvaire, etc.

Injections hypodermiques.

On sait que plusieurs savants ont étudié les effets des eaux minérales utilisées en injections hypodermiques, soit comme sérum naturel, soit en vue de substituer ce mode d'absorption à la boisson.

Si certaines eaux, peuvent trouver dans ce procédé des avantages, en particulier celui d'éviter une intolérance gastrique fréquente, il ne saurait en être de même avec l'eau de Vichy, dont l'action topique sur la muqueuse gastro-intestinale est presque toujours recherchée.

Cependant il peut se présenter des cas très rares où cette eau est mal tolérée en boisson, et, dès lors, son utilisation par la voie hypodermique est d'autant plus légitime que sa composition la rapproche beaucoup des sérums physiologiques au point qu'elle peut même être employée en cette qualité : elle en possède l'alcalinité, la presque isotonie, et la stérilité à l'émergence.

On emploie de préférence les sources chaudes : l'eau est prise directement au griffon dans des récipients préalablement stérilisés, et on l'injecte directement sans mélange ni stérilisation.

Le liquide injecté est très vite résorbé; il se produit localement une réaction vasculaire qui se traduit par un érythème passager. L'action diurétique ne tarde pas à se manifester, plus ou moins importante, mais toujours supérieure à la diurèse obtenue par l'eau en boisson. L'action stimulante se fait sentir, le jour même de l'injection, dans les divers départements de l'organisme.

L'expérience de ce procédé thérapeutique n'est pas encore assez complète pour qu'on puisse être fixé sur les doses à employer.

IV. — INDICATIONS DE LA CURE DE VICHY

Généralités.

La spécialisation des stations a toujours été le dogme de notre science hydrologique : attribuer à chaque médication thermale un champ bien déterminé, en raison du mode d'action reconnu de ses eaux, éviter qu'une spéculation extra-médicale fasse état d'installations physiothérapiques complètes pour reléguer les eaux minérales au second plan, et attirer les malades les plus dissemblables, tel a été le principe dont se sont inspirés les savants qui depuis 50 ans se sont employés à codifier l'Hydrologie française.

Cette spécialisation ne peut être établie que par l'accumulation des faits observés permettant une sélection progressive d'après les résultats thérapeutiques obtenus : c'est la méthode empirique, mais l'empirisme n'est-il pas à la base de toutes les thérapeutiques efficaces ?

Pour ce qui est de Vichy, ce travail s'effectue

depuis plus d'un siècle, et on peut dire que la Clinique
de la Station est fixée depuis longtemps par les observations innombrables et consciencieuses publiées
par un corps médical qui a compté des cliniciens et
des savants de premier ordre. Les très remarquables
travaux publiés dans les dernières années ont pu
éclairer l'interprétation des faits à la lumière des
récentes acquisitions de la science physico-chimique,
adapter aux théories régnantes les indications antérieurement formulées, elles n'ont guère modifié le
nombre ni la nature de ces indications.

Or, quand on considère la variété des malades qui
sont réputés devoir bénéficier de la cure Vichyssoise,
il semble que leur énumération figure le contraire
d'une spécialisation, et que leur ensemble comprend
la majeure partie de la pathologie médicale, ou tout au
moins des maladies chroniques non chirurgicales.

C'est que, en dehors des maladies d'organes, le
plus souvent digestifs, et dues à des toxi-infections,
la plupart des troubles organiques et fonctionnels en
apparence si divers, qui réclament cette médication,
sont en réalité reliés entre eux par la nature du terrain sur lequel ils évoluent, l'état de la nutrition du
sujet, héréditaire ou acquis par les conditions ordinaires ou accidentelles de l'existence, la diathèse, en
un mot un peu désuet, mais qui s'impose toujours,
et, dans l'espèce, l'arthritisme.

L'ouvrage que nous publions n'a pas de prétentions didactiques, et il n'entre pas dans notre cadre de discuter les grands problèmes nosologiques, nous nous bornerons donc à énumérer les opinions émises, en faisant ressortir ce qu'on en peut rapprocher de ce que nous savons du mode d'action physiologique de la cure de Vichy.

Pour les uns l'arthritisme est une viciation humorale héréditaire protoplasmique, avec insuffisance des oxydations ou hyperacidité des humeurs (ralentissement de la nutrition); pour d'autres, au contraire, il est dû à une accélération des combustions ; une école y voit une affection héréditaire du système nerveux, c'est l'herpétisme; une autre une affection héréditaire de l'appareil circulatoire capillaire, c'est la diathèse congestive ; une autre encore interprète les maladies de l'arthritisme comme autant de phases d'évolution d'une affection héréditaire ou acquise du foie (insuffisance hépatique chronique ou hépatisme; cholémie, uricémie hépatique); enfin, les dernières venues parmi ces théories accusent un défaut de résistance, héréditaire ou acquis, de l'organisme, soit contre les microbes pathogènes, soit contre les toxines (diathèse d'auto-infection ; diathèse d'auto-intoxication).

Alors qu'on avait tendance autrefois à expliquer l'action de Vichy dans la diathèse par l'alcalinisation des humeurs, nous devons aujourd'hui tenir compte des interprétations auxquelles les précédentes théo-

ries peuvent donner lieu. Ce que nous avons dit de
l'action spéciale de l'eau de Vichy sur la fonction
hépatique peut justifier l'opinion que l'arthritisme
est justiciable de la cure Vichyssoise en tant qu'il
est fonction d'hépatisme, et que les maladies de la
nutrition y ressortissent d'autant plus spécialement
qu'on y pourra déceler, par l'étude de leurs symptômes ou de leurs anamnestiques, la participation du
foie au processus morbide.

Enfin ce que nous connaissons des effets de la
médication de Vichy sur les échanges organiques sert
aux partisans de la diathèse d'auto-intoxication à
rapprocher l'état diathésique des empoisonnements
chroniques, et à interpréter dans ce sens l'action thérapeutique de la cure.

En résumé, quel qu'en soit le mécanisme encore
discuté, la cure de Vichy, comme l'a dit un de nos
prédécesseurs, agit en régularisant les phénomènes
intimes de la nutrition : elle est donc spécialement
indiquée dans les états diathésiques qui sont l'expression de troubles profonds et permanents de ces
phénomènes.

En étudiant les indications de la cure de Vichy
dans les affections des différents organes, nous ren-
contrerons à chaque pas les manifestations de la diathèse avec la physionomie propre qu'elle leur impri-
me : nous n'en ferons donc pas l'objet d'un chapitre
spécial.

Quant à l'ordre dans lequel nous faisons cette
étude, il n'a nulle prétention didactique et tient un
peu du hasard de la clinique.

Maladies de l'estomac.

Les gastropathes forment le groupe le plus nombreux des malades qui fréquentent Vichy.

Lorsqu'on veut, parmi eux, bien délimiter quels
sont ceux qui sont justiciables de cette médication,
la difficulté commence avec la classification des affections gastriques.

Pour les affections organiques, il y a peu d'hésita-
tion. Le *cancer* doit être résolument écarté de la
station : les cas qui y sont par erreur soumis au
traitement semblent subir de ce fait une sorte de
coup de fouet qui précipite la terminaison fatale.

L'*ulcère gastrique* en activité, avec hématémèse
et mélæna, est également une contre-indication formelle : même avec l'emploi le plus ménagé des sources les moins excitantes, il se produit au début du
traitement une excitation sécrétoire, qui peut provo·
quer des accidents.

Le bénéfice à espérer est d'ailleurs illusoire. L'ulcère pylorique, même en l'absence d'hématémèse,
quand il se manifeste par le syndrôme caractéristique
de Reichmann, est plus justiciable de l'intervention
chirurgicale que d'un traitement thermal.

Quant aux ulcères latents, de diagnostic incertain, dont on soupçonne si souvent la présence sans pouvoir l'affirmer chez les hyperchlorhydriques, l'hypothèse de leur existence ne nous semble pas devoir faire renoncer au traitement thermal, quand l'hyperchlorhydrie concomitante l'indique. L'amélioration de la sécrétion réagit heureusement sur leur évolution.

Avec le terme de *gastrite* nous ne sommes déjà plus sur un terrain bien défini. Réservé par quelques-uns aux lésions profondes de la muqueuse stomacale, il s'applique, pour Hayem et ses élèves, à tous les troubles sécrétoires, la variation de la sécrétion n'étant que la traduction symptomatique d'une lésion anatomique. Dans l'impossibilité de définir dans ce court exposé les limites de la gastrite, nous étudierons, avec les dyspepsies, simplement l'action de la cure de Vichy sur les troubles sécrétoires de l'estomac, nous contentant de dire que cette action sera d'autant moins efficace que les lésions de la muqueuse seront plus profondes, que la gastrite sera plus nettement constituée.

Cliniquement on peut admettre deux types de dyspepsie : atonique et spasmodique.

La forme atonique (*hypochlorhydrie, atonie gastrique, dyspepsie hyposthénique* ou *hypopeptique*) semble bien être celle qui doit le plus sûrement bénéficier de la cure de Vichy, étant donné ce que nous savons de l'action excitante du bicarbonate de soude

sur la sécrétion stomacale. Et, de fait, les hypochlorhydriques, en général, éprouvent du bien être
dès le premier verre d'eau qu'ils boivent à Vichy;
ils reprennent de l'appétit, ils sentent s'atténuer et
disparaître les symptômes de pesanteur, de gonflement dont ils souffrent d'ordinaire après leurs repas.
L'amélioration ultérieure, plus ou moins définitive,
suivant les conditions hygiéniques du sujet, est presque certaine.

Avec les spasmodiques (*hyperchlorhydrie, hyper-
pepsie, dyspepsie hypersthénique*, ou *hyperkinésique*),
les résultats sont loin d'être aussi réguliers. Ils peuvent
éprouver au début une exacerbation de leurs malaises habituels : une bonne direction du traitement
permet le plus souvent d'en éviter les effets.

Mais c'est là l'action immédiate de l'eau minérale.
Pour juger l'utilité de la cure, il ne faut pas s'ar-
rêter à ces premiers phénomènes réactionnels; il
faut regarder au delà, et rechercher quelle est l'action définitive du traitement. Dans l'espèce, si l'a-
mélioration n'est pas aussi assurée que chez les
hypochlorhydriques, elle est cependant des plus fréquentes, à moins que le caractère spasmodique ne
soit dû à des lésions de la muqueuse trop accen-
tuées, pouvant aboutir à la gastrite profonde, au
syndrôme de Reichmann, à l'ulcère gastrique, pylorique ou duodénal.

Comme nous l'avons fait remarquer en étudiant

l'action physiologique de l'eau de Vichy, il ne saurait être question ici de neutralisation de l'hyperacidité stomacale par le liquide alcalin ingéré : les 5 grammes contenus dans un litre d'eau de Vichy ne sauraient entrer en comparaison avec les 10 à 20 grammes de bicarbonate de soude administrés couramment dans ce but aux hyperchlorhydriques. Il faut voir dans ce résultat thérapeutique une action sédative sur les extrémités nerveuses, et modificatrice de la sécrétion glandulaire.

Donc, on reconnaîtra que le caractère chimique de la sécrétion gastrique ne peut fournir à lui seul l'indication de la cure thermale.

A défaut de l'état de la sécrétion, l'état de la motricité peut-il nous servir de guide ? Encore moins. Si l'eau de Vichy exerce sur les phénomènes moteurs de l'estomac une action excitante, celle-ci est passagère, et à coup sûr bien moins accentuée que l'action réalisée sur la sécrétion. Quant aux troubles nerveux dont l'estomac est le siège, ils nous sont un guide moins fidèle encore.

C'est en dehors de l'estomac qu'il faut chercher les symptômes qui permettent de poser sûrement l'indication de la cure de Vichy dans les dyspepsies. Cela peut sembler étrange à qui considère la dyspepsie comme un syndrôme exclusivement gastrique, mais plus on pénètre dans l'étude des troubles de la digestion, plus on se convainc qu'il est peu de troubles dyspeptiques n'intéressant que l'estomac.

Or, toutes les fois qu'une dyspepsie, qu'elle soit hyperchlorhydrique ou hypochlorhydrique, accompagnée d'une exagération ou d'une insuffisance des phénomènes moteurs, compliquée ou non de troubles nerveux, sera associée à un trouble justiciable de la cure de Vichy, l'indication de celle-ci sera précise.

Aussi est-ce surtout dans les conditions étiologiques de la dyspepsie et dans ses connexions pathologiques qu'il faudra rechercher les éléments de cette indication.

A ce titre les états diathésiques accompagnés si souvent de dyspepsie, comme l'arthritisme et ses dérivés habituels, l'uricémie, la gravelle, la goutte, le diabète et la polysarcie, doivent figurer en première ligne.

Les troubles concomitants dans les fonctions hépatiques sont aussi un facteur très important : ainsi la lithiase biliaire est une cause très fréquente et souvent méconnue de la dyspepsie. Il sera indispensable, chez un dyspeptique, d'en rechercher soigneusement les petits signes (sensibilité vésiculaire, foie débordant et sensible, irrégularité dans la coloration des selles, douleurs vagues dans l'épaule droite, etc.). La dyspepsie des cholémiques est aussi justiciable de la cure de Vichy. Il en est de même des dyspepsies des cirrhotiques, qu'il s'agisse de cirrhose vasculaire avec hypochlorhydrie, ou de cirrhose canaliculaire avec hyperchlorhydrie.

Dans la dyspepsie hyperchlorhydrique banale, il est rare de ne pas voir intervenir simultanément un facteur nerveux et un facteur hépatique : plus prédominera le second, meilleurs seront les résultats.

Enfin, il faut ranger dans les dyspepsies gastro-hépatiques celles qui sont consécutives à des intoxications et toxi-infections qu'on sait pertinemment attaquer avec prédilection l'appareil hépato-biliaire : tels sont l'éthylisme et le surmenage alimentaire, tels sont le paludisme et les infections des pays chauds.

Maladies de l'intestin.

D'une manière générale, on peut dire que Vichy n'est pas la station désignée pour les affections intestinales proprement dites, isolées, autonomes, mais que, par contre, elle offre une médication précieuse à certains troubles fonctionnels de l'intestin liés à une affection justiciable en soi de cette cure hydro-minérale.

Si donc l'entérite aiguë fébrile de cause toxique, infectieuse ou septicémique, l'entérite chronique, tuberculeuse le plus souvent, n'ont rien à y faire, non plus naturellement que les néoplasmes ni ulcérations, on devra en attendre beaucoup dans les constipations, diarrhées et autres syndrômes consécutifs à des affec-

tions de l'estomac, du foie ou à des états constitu-
tionnels plus ou moins apparentés à l'arthritisme.

On a vu dans notre étude sur l'action physiologique de l'eau de Vichy que la constipation pouvait se
produire passagèrement après la première semaine
du traitement, et qu'il y avait lieu de prévoir et de
combattre cette éventualité : il semble donc à *priori*
que la constipation habituelle doive être une contre-
indication à ce traitement.

Il n'en est rien, car, dès qu'une affection de l'estomac constitue une indication de Vichy, les troubles
intestinaux qui lui sont associés doivent, en général,
renforcer cette indication.

Donc la *constipation*, qui fait partie presque inté-
grante du syndrôme de l'hypersthénie gastrique, béné-
ficiera du traitement hydro-minéral au même titre et
dans la même mesure que le trouble stomacal qui
lui a donné naissance.

On peut en dire autant de la constipation liée à
l'hyposthénie : parmi les symptômes de l'insuffisance
fonctionnelle de l'estomac, la lenteur d'évacuation intestinale ne fait que traduire le ralentissement de la
digestion gastrique. La cure hydro-minérale excitant
et activant celle-ci, il semble tout naturel d'en attendre en même temps une réactivation de l'intestin.

Dans les cas où l'atonie a fini par créer la *ptose*, dans
les cas aussi où la ptose succède à une combinaison
de divers éléments, il est fréquent d'observer chez

un même malade la coexistence de symptômes gastriques et de constipation. Ici encore comme précédemment, le but à atteindre est, en excitant la sécrétion et la motricité gastriques, d'assurer à l'intestin un apport régulier de matériaux suffisamment digérés. Ce premier résultat obtenu, la régularisation des selles peut être espérée dans un laps de temps variable suivant l'état de tonicité intestinale. Vichy semble donc être indiqué chez cette catégorie de malades.

Moins fréquente que la constipation, la *diarrhée* s'observe toutefois chez les malades atteints de troubles fonctionnels de l'estomac. Exceptionnellement, les hyperchlorhydriques, plus souvent les hypochlorhydriques en sont atteints. Ici encore l'indication ou la contre-indication de Vichy doit être posée d'après la gastropathie existante.

Tout aussi fréquemment que les affections gastriques, les affections du foie s'accompagnent de troubles intestinaux, et cette association morbide pose la question de l'opportunité de la cure de Vichy.

Que la cellule hépatique soit altérée en soi, que la circulation intra-hépatique soit entravée ou que, au contraire, il s'agisse d'une inflammation localisée ou diffuse des voies biliaires, il est commun de noter la présence de signes de réaction intestinale. *Constipation* ou *diarrhée* s'observent fréquemment chez les malades atteints de congestion du foie, congestion

simple ou congestion précédant la cirrhose, c'est
alors l'état du fonctionnement hépatique qui dicte
l'opportunité de la cure. D'une manière générale les
malades porteurs d'un foie congestif, gros mangeurs,
souvent alcooliques, obèses, pléthoriques à circulation
porte défectueuse, facilement constipés, ressortissent à
Vichy, alors que les cirrhotiques avancés, cachectiques et fébriles, plus volontiers sujets à la diarrhée,
ne semblent que rarement en être tributaires.

Par contre, il existe toute une catégorie de malades, les cholémiques, chez qui la présence habituelle
de troubles intestinaux est à elle seule un élément
d'indication de la cure de Vichy. La constipation
reconnaît alors pour cause première une insuffisance hépatique contre laquelle agit favorablement
le traitement hydrominéral. Par l'excitation sécrétoire et excrétoire qu'il détermine au niveau des voies
biliaires, il peut, en relevant indirectement le péris-
taltisme de l'intestin tout entier, favoriser son évacuation régulière.

A plus forte raison en est-il de même chez les malades atteints de cholélithiase, sujets le plus souvent à
la constipation. Aussi, quand rien dans l'état des
voies biliaires ne contre-indique la cure de Vichy
chez un lithiasique, les troubles d'évacuation intestinale constituent un motif de plus pour en poser
l'indication.

Il arrive cependant parfois que les périodes de

constipation soient interrompues chez ces malades par des crises de diarrhée ; celles-ci revêtent un type particulier au point qu'elles paraissent appartenir en propre aux lithiasiques biliaires. La diarrhée, dans ces cas, est intimement liée à l'ingestion des aliments, elle se produit soit pendant, soit immédiatement après le repas, justifiant le terme de *diarrhée prandiale* sous lequel on la décrit. La cure de Vichy agit ici d'une part en régularisant l'excrétion biliaire, de l'autre en calmant les phénomènes d'hyperesthésie gastro-intestinale qui déclanchent la diarrhée. Cette dernière est l'apanage exclusif des biliaires, surtout des lithiasiques.

On sait que l'*entérocolite mucomembraneuse* est un syndrôme relevant de causes multiples, où le système nerveux joue un rôle capital, mais que la formation des membranes mêmes, ou simplement du mucus, est intimement liée au jeu réciproque de la sécrétion biliaire et du ferment isolé sous le nom de mucinase. Dès lors, il semble logique d'appliquer à cette affection une thérapeutique ayant une action élective sur le mécanisme de la sécrétion biliaire, et l'efficacité de Vichy en pareils cas est d'observation courante.

Il faut toutefois savoir que cette station ne réclame pas les entérocolitiques avec irritation très accentuée de la muqueuse se traduisant par des crises douloureuses fréquentes et des expulsions répétées de glaires abondantes : chez ces malades les cures aux stations spécialisées dans le traitement des affections intestinales s'imposent.

Les maladies de la nutrition peuvent aussi donner naissance à certains troubles intestinaux et la présence de ceux-ci semble constituer une nouvelle indication de la cure de Vichy. Les *arthritiques* ou les *uricémiques* sont souvent exposés à des périodes de constipation : chez les goutteux et les graveleux on observe en outre fréquemment des crises de diarrhée alternant avec de longs moments de coprostase, de véritables débâcles intestinales accompagnées de douleurs abdominales. Le traitement hydro-minéral a, dans les cas de ce genre, une efficacité sur les phénomènes purement intestinaux, précisément en rapport avec son efficacité contre le principe pathogène : son action, pour être indirecte, n'en sera pas moins utile à rechercher.

Moins discutable encore est l'opportunité des eaux de Vichy, dans les cas de *lithiase intestinale*. Sans vouloir diminuer l'importance du rôle joué par le catarrhe de la muqueuse dans la pathogénie de cette affection, on ne saurait nier, en s'appuyant sur les travaux les plus récents, que d'une part la richesse du sable intestinal en acide oxalique, de l'autre sa fréquence chez les arthritiques permettent de voir là une indication réelle de la cure de Vichy. Elle ne sera pas conseillée dans les périodes de débâcles, parce que celles-ci s'accompagnent pour ainsi dire fatalement de réaction douloureuse de la muqueuse de l'intestin.

Enfin les troubles intestinaux des paludiques, la *diarrhée des pays chauds, dysenterie chronique*, constituent une des indications les plus formelles de la cure Vichyssoise, comme en témoigne la clientèle coloniale qui fréquente la Station, et surtout la clinique de l'Hôpital militaire. Ici encore, c'est par son action élective sur le foie, toujours plus ou moins en cause, que la médication est surtout efficace. Il faut d'ailleurs éviter d'y soumettre des malades en évolution aiguë, ou trop profondément cachectisés par les pertes de sang et les diarrhées profuses.

En résumé, ce n'est ni l'affection intestinale elle-même ni le trouble fonctionnel de l'intestin qui, dans la plupart des cas, indique ou contre-indique la cure de Vichy. L'indication ou la contre-indication de celle-ci ne peut être fournie que par l'association des symptômes intestinaux avec une affection de l'estomac, du foie, de la nutrition ou une maladie parasitaire.

Maladies du foie.

Nous savons déjà que la cure de Vichy a une action sinon spécifique, au moins très spéciale, sur la cellule hépatique et la circulation intra-hépatique,

il ne faut donc pas s'étonner si les affections du foie
proprement dit constituent un des plus importants
chapitres de la clinique Vichyssoise.

On peut dire qu'en dehors du cancer, de la tuberculose et des dégénérescences cachectiques de la
glande, toutes les affections du foie, primitives ou
secondaires, ressortissent à Vichy, pourvu qu'elles
ne soient pas en périodes d'acuité trop prononcée,
et qu'il y ait encore un nombre suffisant de cellules
hépatiques ayant conservé leur intégrité.

La *congestion active du foie*, première conséquence
des toxi-infections et premier stade de la plupart des
altérations du tissu hépatique, est une indication formelle de cette cure, on peut presque dire quelle que
soit son origine.

La congestion des gros mangeurs, dont le catarrhe
gastro-intestinal est le plus souvent l'expression symptomatique, la congestion des alcooliques, si fréquente, même là où on l'attend le moins, et dont la
cirrhose devient si facilement l'aboutissant, sont à
Vichy d'observation journalière.

La *congestion simple (diathésique, constitutionnelle)*, si fréquente dans les maladies de la nutrition,
diabète, goutte, obésité, qu'on a pu attribuer ces
maladies à une lésion hépatique préalable, fortifie
d'autant l'indication déjà formelle de la cure.

Les *intoxications (mercure, arsenic, morphine,* etc.)
non moins que les *toxi-infections (grippe,* ou *fièvre*

typhoïde, puerpéralité, et autres *maladies infectieuses*), laissent rarement le foie indemne, et c'est contre
les déchets de ces états pathologiques, se manifestant
par le syndrôme de congestion hépatique, que Vichy
offre une précieuse ressource. Le *paludisme* et les
maladies coloniales voient dans la localisation hépatique, qui en est la conséquence presque régulière,
la principale raison pour laquelle depuis de longues
années les coloniaux viennent chaque saison faire
une cure nécessaire.

Les *cirrhoses*, suivant leur nature et le degré de
leur évolution, peuvent notablement bénéficier de
Vichy : c'est là question d'espèces.

Les *cirrhoses hypertrophiques*, quel que soit le
syndrôme (diabétique, dyspeptique, ictérique ou
même ascitique avec œdème), quand il n'y a ni fièvre, ni albuminurie, ni hémorragie, et que le gros foie
a conservé son bord inférieur tranchant, que, d'ailleurs, le fonctionnement hépatique est encore manifeste, sont justiciables de la cure. Le malade est toujours soulagé et parfois au delà de toute espérance,
non pas que cette cure ait la prétention de faire rétro-
grader le processus sclérogène, mais parce qu'elle
améliore le fonctionnement de tous les éléments de
la glande ayant conservé quelque vitalité.

Les *cirrhoses toxiques*, par hétéro-intoxication,
les cirrhoses d'origine sanguine sont celles qui sont
le plus rapidement modifiées.

Par contre, la cure est contre-indiquée, ou du moins ne répond pas à l'indication, car elle ne rend alors aucun service, dans la cirrhose hypertrophique avec ictère de Hanot.

Dans la *surcharge graisseuse du foie*, sous forme des hypertrophies souples et silencieuses qu'on observe dans la goutte, dans le diabète alcoolique ou celui par excès alimentaires, il y a double indication.

Dans l'*ictère cholurique*, la cure de Vichy est indiquée moins contre l'ictère, dont le décours est plus ou moins modifié par la cure suivant la nature de la maladie ictérogène, que contre la menace d'insuffisance hépatique chronique dont cet ictère est l'expression ou la complication. Tout malade qui a été atteint d'ictère doit aller la même année faire une cure à Vichy si la maladie ictérogène est médicalement curable. Ce précepte doit être appliqué chez l'enfant, chez le vieillard, comme chez l'adulte.

L'*ictère peut être acholurique* (*hémolytique*) : ici l'indication qui ne peut être relevée que dans la forme acquise de la maladie est subordonnée à l'état des fonctions digestives, cet ictère pouvant, lorsqu'il est congénital, coexister avec une bonne santé apparente.

La cure de Vichy est indiquée dans tous les cas d'angiocholécystites, une fois passée la période fébrile. Cette cure est en particulier efficace dans les formes qui ont revêtu les caractères de la fièvre intermittente et elle réussit à prévenir le retour des accès.

La *lithiase biliaire* constitue une des indications les plus formelles de la cure de Vichy : quelle que soit sa pathogénie, que la déviation de nutrition, la diathèse, suffise à concréter la bile, qu'il soit nécessaire qu'une infection des voies biliaires intervienne pour la formation des calculs, la lithiase biliaire peut se préparer de longue date, donnant lieu à des symptômes plus gastriques qu'hépatiques ; plus tard, le syndrôme paroxystique de la colique hépatique calculeuse, qui a son siège dans les canaux excréteurs de la bile, indique l'effort d'expulsion, soit de gravelle ou bouc biliaire, ou « bile épaissie », soit de calculs plus ou moins volumineux. Dès lors le caractère des douleurs, la marche de l'ictère, ou son absence, les signes d'exploration du foie, indiquent plus ou moins clairement si le ou les calculs ont été expulsés, s'ils sont arrêtés dans le canal cholédoque ou retenus dans la vésicule.

Dans tous ces cas, l'indication de la cure de Vichy est formelle, incontestée, l'efficacité en est brillante et généralement rapide. Cette rapidité d'action dans la lithiase calculeuse est subordonnée au volume et à la mobilité des calculs. Les contre-indications, dans l'espèce, résident uniquement dans l'intensité et la continuité des douleurs et de la fièvre, cela passagèrement. La fréquence et l'abondance des hémorragies, signes d'ictère grave, doivent faire surseoir à toute cure active. Lorsque, six à douze semaines encore après une cure à Vichy, les crises n'ont pas diminué de fréquence, ni d'intensité, ou bien lorsque, dans les cas d'ictère chronique par calcul intra-cholédocien, il n'y a encore, six à douze semaines après la cure, ni diminution de l'ictère, ni efforts violents d'expulsion, que, d'ailleurs, l'état général du malade tend à s'aggraver, il y a lieu de poser l'indication d'une intervention chirurgicale. Celle-ci doit avoir été toujours précédée de l'épreuve d'une cure à Vichy.

Dans tous les cas, que le calcul ait été expulsé spontanément ou par le fait d'une opération, l'indication de la cure de Vichy persiste au moins pendant les deux années qui suivent la disparition de ce calcul, dont elle a pour effet d'empêcher la formation à nouveau.

La *colique hépatique* peut ne pas être calculeuse : ayant sa localisation dans la vésicule biliaire, sa cause dans le spasme douloureux des canaux biliaires, elle a été qualifiée, suivant le syndrôme prédominant de gastralgie et d'hépatalgie. Là encore la médication Vichyssoise est souveraine.

Quelle que soit la variété des coliques calculeuses ou non qui constituent ce qu'on a appelé l'*affection paroxystique du foie*, l'indication de la cure de Vichy sera remplie aussitôt que possible après qu'elle aura été posée.

Maladies de la rate.

Assez mal définies, ces maladies sont le plus souvent liées à des toxi-infections qui congestionnent la rate en laissant derrière elles une splénomégalie plus ou moins persistante : le foie participe le plus souvent à ce processus, comme il est de règle dans le paludisme, et la gêne circulatoire dans la région portale retentit sur la rate en la congestionnant (rate hépatique). On conçoit, dès lors, l'action favorable, dans ces cas, de Vichy, qui, par contre, n'est d'aucune utilité dans la splénomégalie avec leucocythémie.

Maladies des reins.

Il ne semble pas qu'une eau minérale, quelle qu'elle soit, puisse faire régresser un processus de néphrite, et celle de Vichy n'est pas plus efficace à ce point de vue que les autres. Elle peut cependant rendre des services dans les différentes formes de *Mal de Bright* par un mécanisme que l'on comprendra mieux quand nous aurons parlé de l'action de la cure thermale dans les albuminuries non néphrétiques.

On sait que le nombre des *albuminuries chroniques* qui peuvent évoluer en l'absence d'une néphrite caractérisée est assez considérable ; nous citerons

l'albuminurie orthostatique de l'adolescence, les
albuminuries dyspeptique, hépatique, goutteuse, gra-
veleuse, diabétique. Chacune de ces albuminuries
peut être améliorée par le traitement de la cause
qui la conditionne : si la cause relève de la cure de
Vichy, celle-ci sera indiquée. La disparition des albuminuries dyspeptique et hépatique est très souvent
observée, dans la station. Il en est de même pour l'albuminurie goutteuse. L'albuminurie diabétique disparaît parfois avant la glycosurie. Le traitement peut
servir dans ces divers cas de procédé de diagnostic :
si l'albuminurie lui résiste, c'est qu'il s'agit d'un processus de néphrite.

Ces notions sur les albuminuries curables à Vichy
étant acquises, il est facile de se rendre compte du
service que la cure thermale peut rendre dans les
néphrites.

Dans celles-ci, il est rare que l'albuminurie soit
exclusivement de cause rénale. Le rein lésé subit
plus qu'un rein sain l'action fâcheuse des affections
albuminigènes, si bien que le plus souvent l'albumine
d'un brightique caractérisé est en partie d'origine
dyspeptique, hépatique, goutteuse, etc... Si le malade est soigné à Vichy, on verra son albuminurie
diminuer, parfois dans une proportion considérable.
Un examen superficiel pourrait faire conclure à une
action du traitement sur l'albuminurie brightique, il
n'en est rien. Ce qui a disparu c'est la part d'albu-

minurie qui était attribuable au mauvais fonctionnement du foie, de l'estomac, etc... Ce qui reste c'est
ce qui est dû exclusivement à la lésion rénale, et ce
reste est absolument intangible.

On conçoit aisément que, dans une affection au-
dessus des ressources de la thérapeutique, ce ne soit
pas un bénéfice négligeable que de supprimer pour
le rein une cause d'irritation venant du foie, de l'estomac, et qu'un néphrétique puisse se trouver bien
de Vichy, parce que l'amélioration d'autres organes
met le rein malade dans un repos relatif.

Bien entendu cette conclusion s'applique aux néphrites légères. Dans une néphrite accentuée, quand
l'azotémie, quand les œdèmes sont menaçants, il
faut redouter la perturbation que la cure provoque
toujours momentanément dans l'appareil urinaire,
et qui se traduit souvent, chez le brightique pur, par
une élévation du taux de son albumine, parfois par
une augmentation des œdèmes, le bicarbonate de
soude pouvant provoquer la rétention chlorurée.

De toutes les affections du rein, celle qui fournit
le plus fréquemment l'indication de Vichy est la
lithiase rénale.

La lithiase urique est heureusement modifiée à
Vichy, et la *colique néphrétique* y est souvent aussi
améliorée que la colique hépatique. Nous devons
rappeler d'ailleurs que, sous le second empire, au
moment où commença la grande prospérité de notre

station, la population de baigneurs était en grande partie constituée par des graveleux.

Plus tard, on dirigea plus particulièrement les lithiasiques urinaires vers les stations dites de lavage, et actuellement encore ces malades se partagent, parfois sans raisons bien connues, entre Vichy et ces stations. Il n'est pas inutile de peser brièvement les indications différentielles de ces diverses cures.

Certains malades ont les reins encombrés de concrétions, que seule peut entraîner une « chasse » énergique : il faut lancer dans le rein un fleuve d'eau sous la condition que l'estomac puisse supporter son absorption. L'eau de Vichy ne saurait se prêter à un tel traitement. Elle est trop active pour pouvoir être prescrite à très haute dose, son action diurétique, parfois accentuée, est inconstante. Il vaut mieux alors recourir aux eaux de lavage, qui, peu actives chimiquement, peuvent être prescrites à la dose de plusieurs litres, et provoquent une diurèse immédiate et abondante.

Mais s'il s'agit de modifier le vice de nutrition dont la gravelle urique est la conséquence, s'il s'agit d'empêcher pour l'avenir la formation de nouveaux graviers, l'eau de Vichy reprend sa supériorité. Les eaux de lavage entraînent les déchets accumulés antérieurement : l'eau de Vichy prévient leur accumulation ultérieure. Il faut bien se garder d'ailleurs d'attribuer ce résultat à l'action directe des alcalins sur l'acide urique, non plus que sur les autres éléments déviés chez le graveleux : il s'agit, en réalité, d'une action exercée par la médication hydrominérale sur la nutrition générale et le métabolisme des cellules de l'organisme et du foie en particulier. Il y a donc, aux deux espèces d'eaux, deux indications très différentes et, dans la réalité, complémentaires. La plupart des lithiasiques auraient intérêt à faire une cure de lavage suivie d'une cure de Vichy.

Ce que nous venons de dire de la lithiase urique s'applique à la *lithiase oxalique*. On sait d'ailleurs quels liens étroits unissent l'uricémie et l'oxalémie.

Goutte.

Les goutteux ont été autrefois les clients les plus réguliers de Vichy et les cliniciens de cette station, forts d'une expérience prolongée, les ont toujours réclamés. Depuis quelques années cependant, les médecins, influencés par les nouvelles conceptions pathogéniques de la goutte, ont tendance à éloigner ces malades des eaux alcalines fortes.

A vrai dire, s'il est une affection où l'empirisme doive avoir le pas sur les conceptions théoriques, c'est bien la goutte, car il n'y a pas aujourd'hui une pathogénie goutteuse qui soit nettement préférable aux autres : une récente discussion l'a bien montré.

Nous n'en sommes plus à croire que l'eau alcaline

agit en neutralisant l'acide urique et dissolvant les urates ; mais nous ne saurions admettre non plus qu'elle soit un danger en exagérant l'hypoacidité diathésique ; nous devons renoncer de même à la lésion rénale préexistante et le cycle schématique des purines ne rallie plus tous les auteurs.

S'il nous fallait justifier la cure Vichyssoise dans l'espèce, nous admettrions volontiers que la goutte étant un état constitutionnel dans lequel la nutrition est le plus manifestement déviée, ce que nous savons de cette cure en fait la médication de choix, puisqu'elle a pour effet, nous l'avons vu, de régulariser les fonctions digestives, particulièrement hépatique, urinaire et cutanée, en leur imprimant une activité toute particulière.

En fait, si Vichy, non plus que ne le fait toute autre médication, ne guérit pas la goutte, il fait du bien aux goutteux en espaçant et diminuant d'acuité les accès, en améliorant les manifestations de la goutte confirmée, même chronique, telles que dyspepsie, congestion hépatique, migraine, névralgies, asthme, fausse angine, voire congestion rénale avec albuminurie dite digestive ou orthostatique.

Ces résultats seront d'autant plus sensibles que la cure sera indiquée plus précocement, avec suite, et qu'elle sera appliquée avec prudence et discernement, surtout dans l'emploi des adjuvants physiques, hydriatiques ou autres.

Il faut savoir aussi que les lésions athéromateu-
ses avancées, la néphrite confirmée et la cachexie
terminale du goutteux constituent des contre-indications formelles.

Rhumatisme chronique.

Les *rhumatisants chroniques* fournissaient autrefois à Vichy une bonne part de sa clientèle, et c'est
pour ses rhumatismes que Mme de Sévigné vint y
prendre les eaux et des douches dont elle a donné de
si pittoresques descriptions.

Beaucoup de malades viennent de nos jours y soigner les arthrites chroniques avec raideurs ou anky-
loses fibreuses plus ou moins complètes, et leurs
congestions rhumatismales du foie, de la rate, des
reins, de la vessie ou de l'utérus. Le rhumatisme chronique n'est-il pas d'ailleurs dû à un état diathésique
voisin de la goutte, dont il présente même marche
chronique, coupée de fluxions aiguës, brèves tout d'a-
bord et prolongées, lorsque les progrès de l'âge, la
répétition des accidents ou quelque cause débilitante
ont affaibli l'organisme ?

L'association à l'eau minérale des sudations et des
moyens physiques a des effets souvent remarquables
et persistants lorsque la cure est progressive et
prolongée.

Tous les rhumatisants doivent être envoyés à

Vichy avant que la transformation fibreuse et l'infil-
tration calcaire dans les régions articulaires ou la
trame de leurs organes n'aient produit, suivant les
cas, la sclérose ou l'athérome. Avant que ces lésions
soient devenues incurables, le défaut de perméabilité
des membranes tient seulement à l'altération humorale, et se traduit déjà par l'hypertension persistante
dans les artères et les troubles fonctionnels plus ou
moins accusés du cœur et des viscères : tels sont par
exemple les faux cardiaques dyspeptiques.

Les seules contre-indications à la cure résident
dans l'état trop avancé des lésions, surtout de l'appareil cardio-vasculaire ou rénal.

Diabète.

Les *diabétiques* forment un des groupes les plus
importants de la clientèle de Vichy ; mais si la plupart en retirent des avantages notables, ce serait une
erreur de croire que toutes les formes de diabète sont
justiciables de cette cure.

On sait combien la question du diabète sucré est
aujourd'hui complexe, et qu'il serait présomptueux
de vouloir établir des indications sur des données
pathogéniques qui sont encore tellement discutées.

C'est surtout sur l'aspect clinique des malades,
sur la notion de certains symptômes, qu'on devra

décider de l'utilité ou de l'inutilité de la cure Vichyssoise.

Le diabétique gras, floride, de souche ou de tem-
pérament arthritique, est le cas type ressortissant à
cette médication, quels que soient d'autre part le titre
de sa glycosurie, la gravité de ses symptômes caractéristiques : polyurie, polydypsie, polyphagie.

Le diabétique maigre, nerveux, pancréatique, dont
la *dénutrition est progressive et rapide*, n'a rien à
voir à Vichy.

Pour le premier, l'indication sera encore plus formelle si l'on relève chez lui les symptômes d'une
affection hépatique, si fréquente dans l'espèce, dont
l'étiologie alcoolique ou paludéenne est souvent
reconnue.

La glycosurie, même la plus légère, celle dite
« glycosurie symptomatique », qui ne s'accompagne
d'aucun des autres signes fonctionnels du diabète,
indique formellement la cure de Vichy, étant soit un
signe précurseur du diabète vrai, soit un symptôme
d'insuffisance hépatique.

Dans le diabète confirmé, avec glycosurie notable,
l'amélioration des symptômes subjectifs et de l'état
général est certaine et rapide, à condition que le malade veuille bien se soumettre aux conditions hygiéniques de la cure, et non pas en contrarier l'effet
par des fatigues morales ou physiques exagérées. Au
bout de peu de jours la soif, la sécheresse de la bou-

che et la rougeur de la langue disparaissent. La faiblesse générale, l'irritabilité, les douleurs musculaires ou nerveuses et l'insomnie font place au calme, au sentiment de bien-être et de vigueur qui portent le malade à faire usage de ses forces, souvent d'une façon exagérée, et même, se croyant guéri, à écourter fâcheusement sa cure.

La glycosurie diminue progressivement pour disparaître le plus souvent vers le 15ᵉ jour. Cependant, il est des cas rares où le sucre ne disparaît pas tout à fait et même diminue peu, alors que le malade présente toutes les apparences d'un cas favorable, et sans qu'on puisse relever dans sa conduite de fautes contre l'hygiène prescrite. Ce fait est d'ailleurs sans rapport avec le taux élevé ou non de la glycosurie. C'est là une des nombreuses inconnues qui existent encore dans l'histoire du diabète.

Mais en tout cas l'amélioration que nous avons mentionnée dans l'état général ne fait jamais défaut, et le malade ne s'y trompe pas qui revient de lui-même chaque année, chercher un arrêt qui dure plusieurs mois dans l'évolution d'une affection qu'il sait incurable, mais dont il peut ainsi éviter les complications et reculer l'échéance fatale jusqu'à un âge très avancé.

La polyurie et l'azoturie peuvent augmenter dans les premiers jours, mais suivent une courbe descendante jusque longtemps après la cure.

L'albuminurie des diabétiques est, on le sait, d'origines diverses : liée à la glycosurie, elle diminue quelquefois avant elle, pour disparaître plus ou moins complètement ; expression d'une lésion rénale, elle reste immuable, et peut devenir une contre-indication dans les conditions que nous connaissons pour les néphrites.

Les diabétides se comportent de façon bien différente suivant les cas : si le phymosis et l'irritation préputiale et vulvaire cèdent presque toujours à quelques bains, et si les lésions à forme eczémateuse éprouvent de bons effets, les éruptions psoriasiques ne sont ni souvent, ni rapidement modifiées.

Les gangrènes limitées, celles dont la réparation est déjà effectuée, ne s'opposent pas au traitement, si les forces le permettent ; mais les eaux sont sans effet sur la lésion en évolution.

La tuberculose ne contre-indique pas par elle-même la cure thermale, surtout dans les formes torpides ou atoniques. L'accroissement de l'appétit, l'amélioration des fonctions digestives et la disparition des symptômes diabétiques, soif, faiblesse et polyurie, font engraisser les malades et les rendent plus résistants. Dans la forme congestive, les eaux de Vichy, qui exposeraient aux réactions fébriles et aux hémoptysies, ne doivent pas être conseillées.

Dans le coma déclaré, la cure classique est sans action, mais elle est très utile pour en prévenir les atteintes ou le retour, et les sujets somnolents ou assoupis qui se conforment strictement aux prescriptions médicales ressentent souvent dès le milieu de leur saison un grand bien-être, un éveil en quelque sorte. La conduite de tels malades sera surveillée de très près et les émotions, les fatigues, les nuits sans sommeil, les excès de nourriture et de boisson doivent être sévèrement proscrits.

Le diabète phosphatique résultant de troubles digestifs et particulièrement intestinaux s'améliore, en même temps que sa cause, qui est elle-même tributaire de nos eaux.

Quant au diabète consomptif à marche rapide, tel qu'on l'observe chez les enfants et les jeunes sujets, où il ne faut pas le confondre avec la glycosurie alimentaire et transitoire si fréquente dans les troubles digestifs du jeune âge, il n'éprouve à Vichy aucune modification. Ce diabète, généralement d'origine pancréatique, a toujours une marche fatale. Après une légère amélioration des signes fonctionnels dans les premiers jours de la saison, la maladie reprend son cours.

Obésité.

L'*obésité* trouve à Vichy une médication efficace, lorsqu'elle est acquise, survenant après la vingtième année, et résulte de causes hygiéniques, sédentarité, excès alimentaires, alcoolisme modéré, surtout lorsqu'elle évolue sur terrain arthritique, goutteux ou diabétique ou est en connexion avec des troubles hépatiques.

La cure devra, pour donner des résultats durables, être prolongée au delà des limites habituelles, et comprendre, avec l'usage des eaux, l'emploi judicieux des agents de la physiothérapie.

Les effets sont moins favorables dans les cas d'obésité originelle ou héréditaire sur terrain lymphatique, sauf lorsqu'elle est appliquée dès les années de l'enfance.

Le mauvais état des reins, du cœur et des artères, la tendance aux congestions sont naturellement une contre-indication de la cure de Vichy.

Intoxications.

Toutes les *intoxications* intéressent plus ou moins les organes digestifs, et spécialement le foie, ce grand accumulateur et modificateur des poisons.

Aussi l'*alcoolique*, le *morphinomane*, le *cocaïnomane*, le *fumeur d'opium*, le *saturnin* et autres intoxiqués trouvent-ils à Vichy les ressources pour améliorer leur dyspepsie, activer leurs fonctions hépatiques, rénover leur hématopoïèse; ils liquident ainsi les séquelles de leur empoisonnement, ou mettent

leur organisme en état de résister aux épreuves de
la cure de suppression totale s'il y a lieu.

Infections.

Les maladies infectieuses laissent souvent derrière
elles un état de faiblesse et de langueur en relation
plus ou moins directe avec les atteintes subies par
les organes qui ont supporté l'assaut des agents d'infection et des toxines sécrétées par eux : le foie, la
rate, la muqueuse gastro-intestinale sont quelquefois longs à se remettre de la lutte qu'il leur a fallu
soutenir. Vichy vient à point dans ces cas de *con-
valescences chroniques*, qui ont tendance, abandon-
nés à eux-mêmes, à aboutir à des lésions permanen-
tes. Aussi la grippe, la fièvre typhoïde, les appen-
dicites opérées, la puerpéralité, le paludisme et toutes les affections hépato-digestives des pays chauds
sont-elles des indications à la cure hydro-minérale,
une fois les périodes aiguës passées.

Les *maladies coloniales* méritent ici une mention
particulière : nous les avons d'ailleurs rencontrées
un peu partout en étudiant l'action de Vichy sur les
maladies des différents organes, mais leur appoint à
la clinique de la Station, dont témoigne l'activité
encore insuffisante de notre hôpital militaire, fait
que nous insistons sur le sujet.

Le *paludisme*, maladie hématique, signe surtout

son action dans le foie et dans la rate : splénomégalie et hépatomégalie sont à tous les degrés d'une
grande sensibilité à la médication hydro-minérale,
et au début, alors que les désordres sont peu de
chose, la guérison peut être complète. Plus tard,
lorsque les accès répétés auront laissé des traces
évidentes, le paludique fera sagement de refaire la
cure plusieurs années de suite, et de venir, comme
font nombre de coloniaux, laver son foie à Vichy
toutes les fois qu'il fera un séjour en Europe.

L'état de fièvre n'est pas une contre-indication, si
les accès ne sont ni trop violents ni subintrants. Il
faut pourtant s'abstenir lorsque la cachexie palustre
survient avec son cortège de sclérose rénale et hépatique irrémédiable.

L'*hépatite des pays chauds*, aboutissant des nombreuses toxi-infections locales, aidées par de déplo-
rables habitudes alimentaires (condiments, boissons
alcooliques, glacées, etc.), est au premier chef justiciable de Vichy, et si l'abcès du foie et les périodes
aiguës de l'hépatite sont des obstacles momentanés à
la cure, ils laissent après eux un foie gros, dur, douloureux qui la réclame expressément.

La *tuberculose* en évolution est plutôt aggravée
qu'améliorée à Vichy, d'autant plus naturellement
que la forme en sera congestive, éréthique, et les
lésions ouvertes. Cependant, chez un tuberculeux
regardé comme guéri, les troubles digestifs si fré-

quents à la suite de la suralimentation peuvent avec bénéfice recourir à une cure que ceux-ci indiquent.

La *syphilis* n'a rien à voir avec Vichy, mais elle n'en subit d'autre part aucun inconvénient. Donc le syphilitique pourra utilement suivre une cure qui réparera les troubles gastro-hépatiques causés par des médications spécifiques parfois difficiles à supporter.

Cardiopathies.

Les affections cardiaques ne sont pas une indication de la cure de Vichy, mais il s'en faut de beaucoup qu'elles présentent par elles-mêmes le danger qu'on leur a attribué.

Il faut naturellement écarter toute cardiopathie mal compensée, tout myocarde manifestant son insuffisance par des signes évidents : dyspnée, œdème malléolaire, etc.

En revanche, nombre de malades, venus se traiter pour une autre affection tributaire de la station, sont porteurs de lésions valvulaires plus ou moins marquées, qui n'ont rien à craindre d'une médication sagement conduite.

Bien plus, il peut arriver que le foie et les reins décongestionnés facilitent le travail du cœur et amènent un soulagement réel.

Les *faux cardiaques*, les *faux angineux, dyspep-*

tiques avec vertiges, palpitations, arrêts du cœur, sont au contraire justiciables au premier chef de cette médication.

Les phlébites subaiguës ou chroniques ne contre-indiquent nullement une cure nécessitée par quelqu'autre affection : on devra seulement en tenir compte dans la formule du traitement et de l'hygiène du malade.

Maladies des voies respiratoires.

Les tousseurs ne sont pas les clients habituels de Vichy : les troubles de la fonction respiratoire qu'on y rencontre sont le *rhume des foins*, le *coryza arthritique*, la *rhinite goutteuse* avec éternuements sans cause se répétant de quarante à soixante fois en quelques minutes. Elles se soignent, en plus de la boisson, par les différents moyens que les installations de l'Établissement permettent d'employer pour agir directement sur la muqueuse respiratoire.

Peu de malades, en dehors des diabétiques et des goutteux, viennent à Vichy pour une bronchite, un asthme ou de l'emphysème, mais cependant tous les arthritiques sujets aux rhumatismes et aux bronchites voient leur mal soulagé et souvent guéri par le traitement. Il semble que ces eaux alcalines, en boissons et en douches, agissent sur les organes de la respiration en modifiant la crase sanguine et les humeurs.

Migraine.

La *migraine*, dont les connexions pathogéniques sont encore des plus obscures, obtient souvent de Vichy des résultats remarquables : si certains sujets restent absolument réfractaires, ceux qui sont arthritiques, et surtout manifestement atteints d'insuffisance hépatique, dont on doit soigneusement rechercher les signes, sont rapidement soulagés de leur pénible infirmité.

Neurasthénies.

On sait que la *neurasthénie* n'est pas moins complexe dans ses origines que dans ses manifestations symptomatiques ; les troubles des fonctions hépato-digestives sont de ceux qu'on trouve le plus souvent au principe de l'évolution de cette névrose et justifient l'expression populaire « se faire de la bile ». Lorsqu'on aura bien nettement dégagé cette étiologie, il ne faudra pas hésiter à soumettre le neurasthénique déprimé, aboulique, hypocondriaque, insomnique, à la cure de Vichy, où il trouvera, outre l'action de l'eau sur son foie et ses voies digestives, tous les agents de physiothérapie, dont on connaît la nécessité dans ce genre d'affection.

Dermatoses.

Les dermatoses sont souvent remarquablement améliorées par la cure de Vichy, non pas que celle-ci ait une action topique telle qu'on l'obtient à d'autres stations, mais parce qu'elle modifie profondément la constitution diathésique ou le fonctionnement organique sous l'influence desquels se développent certaines affections cutanées.

On sait combien est complexe la question de l'*eczéma* : l'observation montre que nombre de cas d'eczéma se trouvent bien de Vichy, sans qu'il soit possible d'établir à l'avance quels sont ceux qu'il faut y envoyer. Il semble bien que ce sont surtout les formes sèches, et, parmi elles, celles qui sont en relation avec un trouble hépatique ou uricémique, caractérisé.

Les mêmes raisons hépatique ou uricémique existent pour l'*acné*, l'*urticaire*, la *furonculose*, celle-ci souvent liée à une glycosurie qui renforce l'indication.

Certains *prurits* d'origine hépatique ou diabétique disparaissent complètement au bout de quelques jours de traitement. D'autres prurits dits toxi-infectieux, sur sujets nerveux, sont grandement soulagés par les eaux ou leurs gaz.

Maladies des femmes.

Vichy n'a aucunement la prétention d'être une station gynécologique. Cependant, nombre d'affections propres aux femmes y peuvent trouver soulagement.

On sait combien la *chloro-anémie* de la puberté s'accompagne de troubles fonctionnels du tube digestif et du foie : c'est dans les cas de ce genre que la cure hydrominérale fait disparaître un syndrôme qui semblait à première vue être exclusivement d'ordre nerveux et hématique.

Dans la sphère génitale, les résultats ne sont pas moins intéressants : combien de *congestions utéro-ovariennes* sont liées à un état diathésique neuro-arthritique et associées à des manifestations gastro-hépatiques, dont l'indication ne saurait faire de doute.

Il faut tenir compte dans cette action thérapeutique non seulement de la cure interne, mais de la grande variété des traitements locaux qu'offre l'Etablissement et dont l'emploi judicieux vient aider puissamment l'action modificatrice des eaux.

Nous avons vu, en étudiant l'action de l'eau de Vichy sur l'appareil utéro-ovarien, que la cure était susceptible de produire une poussée congestive pouvant avancer ou prolonger la menstruation : il faudra tenir compte de ce fait pour n'instituer le traitement qu'en dehors des époques cataméniales chez les femmes sujettes aux métrorrhagies : chez les autres, la cure de boisson peut se continuer sans inconvénient pendant les règles, mais il est toujours préférable d'envoyer les femmes à Vichy dès la fin d'une période menstruelle.

A Vichy, comme dans bien d'autres stations, la tradition veut que la *stérilité* soit corrigée : des faits d'observation sont en effet assez nombreux pour justifier cette opinion. Le cas est complexe, et l'on doit faire intervenir dans son interprétation le changement d'air, le repos, la balnéation, agissant comme partout sur l'état général : cependant, il y a lieu de faire une place à la modification des humeurs chez des femmes dont la sécrétion vaginale constatée acide en permanence, ou séborrhéique, peut être un obstacle à la fécondation.

Au cours de la grossesse et de l'allaitement, si souvent occasions de congestion du foie et de coliques hépatiques, le traitement de Vichy formellement indiqué ne subit aucune modification, sauf dans l'emploi des moyens adjuvants : il peut commencer dès que la femme est en état de voyager, et réussit dans bien des cas à prévenir des crises lors des grossesses ultérieures.

CURE AUX DIFFÉRENTS AGES

Enfance.

Il est assez fréquent d'entendre dire que les enfants ne doivent pas aller à Vichy, la cure étant trop forte pour eux. C'est là une erreur profonde et, qui plus est, dangereuse, car elle peut priver les enfants d'une ressource thérapeutique précieuse, puisque cette médication a d'autant plus de chances d'être effi_cace que les troubles de nutrition qu'elle est appelée à combattre sont encore de date récente, et plus faciles à modifier.

La cure de Vichy se règle et se dose suivant les âges et suivant les individus, et on peut, avec quelques ménagements, la faire aisément supporter aux sujets les plus jeunes.

L'arthritisme héréditaire est évidemment une des indications infantiles les plus fréquentes et les plus nettes. On peut l'observer dans l'enfance sous forme de troubles gastriques sans caractères bien précis autres que leur fréquence en dehors des causes alimentaires notoires : vomissements, constipation, débâcles diarrhéiques avec coloration irrégulière des selles.

Un degré de plus, et les troubles de sécrétion biliaire avec teinte subictérique, douleur sous-costale, foie volumineux, donnent le tableau d'une lithiase biliaire fruste qu'il y a grand intérêt à soigner de suite si l'on veut éviter les *coliques hépatiques* de l'avenir.

La *lithiase urique* est encore moins rare dans l'enfance, et réclame de même des cures préventives.

L'*eczéma* et l'*urticaire* chez les enfants arthritiques trop nourris ou nourris mal à propos sont heureusement modifiés par Vichy.

Quant à l'*obésité*, nous avons déjà dit qu'il fallait la combattre dans cette station chez les très jeunes enfants.

L'*insuffisance hépatique* très fréquente dans l'enfance obéit à la même indication que nous avons posée pour l'adulte. Les troubles digestifs sous forme d'entéro-colite glaireuse et membraneuse, la glycosurie légère de la période digestive, les signes d'intoxication avec gros foie, teinte subictérique et pigments biliaires dans les urines, ou albuminurie orthostatique en sont les formes les plus habituelles.

Enfin, les *vomissements périodiques*, chez des enfants entre deux et dix ans, avec état général parfois alarmant, avec acétonurie par inanition, le tout persistant malgré les régimes les plus sévères, constituent un syndrôme qu'on a attribué à une auto-intoxication dans laquelle le foie jouerait le plus grand rôle : la médication Vichyssoise donne en pareil cas des résultats d'autant plus remarquables que les autres traitements échouent généralement.

Le *diabète* des enfants, dont on connaît le décourageant pronostic, semble s'améliorer à Vichy, où la glycosurie diminue en même temps que l'état général se relève. En réalité, ces résultats, très passagers, sont illusoires, et ne modifient en rien la marche rapidement fatale de cette terrible affection.

Puberté.

Les modifications importantes de l'organisme à l'époque de la puberté impriment à l'arthritisme des localisations et des caractères spéciaux. C'est l'âge des troubles circulatoires, des congestions faciales, de l'acné, des rougeurs, de l'oppression, des gastralgies et des vertiges, c'est le moment où les jeunes filles souffrent souvent de coliques à l'occasion de la menstruation et les jeunes gens de neurasthénie. A tous points de vue, l'eau de Vichy et l'hydrothérapie s'imposent à de tels malades.

Ménopause.

La dérivation sanguine que produit une cure thermo-minérale réussit le plus souvent à régulariser

la circulation à l'époque de la ménopause, âge critique également ressenti par l'homme qui souvent se
sent agité, nerveux, inquiet, perd le sommeil et
devient facilement neurasthénique.

Vieillesse.

Enfin, si la vieillesse extrême, avec son cortège
de désintégration organique et de paresse des réactions fonctionnelles, contre-indique toute cure hydro-
minérale réellement active, il est extrêmement difficile de fixer un âge au delà duquel on doive prudem-
ment s'abstenir de Vichy : la station voit revenir
chaque année de nombreux vieillards qui continuent
jusqu'à un âge très avancé d'y chercher pour leurs
misères un soulagement qui leur manque toutes les
fois qu'ils s'abstiennent de leur cure. L'important est
de mesurer l'énergie du traitement à l'état de leur
potentiel organique, et surtout de leur appareil cardio-vasculaire.

CONTRE-INDICATIONS GÉNÉRALES

Résumons les contre-indications que nous avons reconnues dans les chapitres qui précèdent.

Si l'on distingue la « contre-indication » du «défaut d'indication » il n'y a, en réalité, que deux groupes d'affections dans lesquelles la cure de Vichy soit contre-indiquée : les affections fébriles, les affections néoplasiques ; la cure de Vichy les aggrave.

Si l'on parle de défaut d'indication, c'est-à-dire de ces maladies dans lesquelles un traitement à Vichy même ne répond pas à l'indication fondamentale, il faut éliminer toutes les maladies relevant de la tuberculose. Alors même que l'eau de Vichy serait indiquée par des symptômes secondaires du côté de l'appareil digestif, comme cette indication peut être, dans cette maladie, remplie partout avec de l'eau de Vichy transportée (chauffée ou non), et que la tuberculose exige un traitement différent, la cure de Vichy sera déconseillée. Nous faisons exception pour les diabétiques chez lesquels la tuberculose évolue secondairement dans le cours de la maladie.

Que dire maintenant, dans les maladies justiciables de la cure de Vichy, des contre-indications qu'une appréciation superficielle a laissées s'accréditer, telles que celles tirées de l'âge trop jeune ou de l'âge trop avancé; de la faiblesse ou de l'anémie des uns,

de la congestibilité ou de la pléthore des autres : des
troubles de la ménopause chez celle-ci, de la grossesse ou de l'allaitement chez celle-là ; ici de la maladie encore trop bénigne, là de la maladie trop récemment aggravée ou à peine relevant d'une phase paroxystique ; chez ce malade d'une lésion valvulaire,
chez cet autre d'une ancienne hémiplégie ou d'un
ancien ulcère gastrique : ces contre-indications étant
relevées sous prétexte que la cure de Vichy est « trop
forte » ou qu'elle affaiblit ou qu'elle congestionne ?

La cure de Vichy a une efficacité absolument
remarquable chez les enfants même tout petits, même
dans leurs premières années ; elle est aussi remarquable chez les vieillards les plus âgés que chez les
adultes ; elle n'est mal supportée que lorsque les prescriptions médicales sont mal exécutées, lorsque le
malade a ingéré de trop fortes doses d'eau, en particulier d'eau des sources froides, ou bien s'il fait des
excès de table, ne se sèvre pas des aliments qui lui
sont défendus, n'exonère pas son intestin, ou ne s'as-
treint à aucune hygiène. La ménopause, la grossesse, l'allaitement, qui sont une cause d'éclosion ou
de recrudescence des maladies justiciables de Vichy,
telles que la lithiase biliaire, l'obésité, le diabète, loin
de contre-indiquer cette cure, augmentent les motifs
de sa prescription. Quelle que soit la maladie justiciable de Vichy, plus tôt, après le début de cette maladie, on interviendra avec le traitement dans cette

Station, plus brillants, plus décisifs seront les résultats obtenus, moins nombreuses seront les cures successives nécessaires pour la guérison.

Il est bien évident d'ailleurs qu'on n'enverra pas à Vichy, pas plus que dans nulle autre station thermale, une maladie compliquée de lésion valvulaire, dans laquelle celle-ci serait mal compensée, ni un malade ancien hémiplégique qui présenterait les signes précurseurs d'un nouvel ictus ; il est bien évident encore qu'on attendra chez un malade venant d'avoir une crise de cholécystite, de goutte, de colique hépatique ou néphrétique, que le paroxysme soit suffisamment éteint, pour ne pas risquer une trop prochaine rechute, pouvant même être déterminée par les fatigues du voyage vers la station thermale.

Les médecins exerçant à Vichy ont fréquemment l'occasion de peser la valeur des prétendues contre-indications relevées contre la cure de Vichy, car il n'est pas de station thermale où l'on voit autant de malades venir de leur propre inspiration chercher un traitement. Combien ne serait-il pas préférable que cette indication eût été posée par leur médecin, et que le malade n'eût pas à se plaindre, tantôt que sa maladie n'ait été reconnue justiciable de Vichy qu'après des années de souffrances et de médications inutiles, tantôt que cette cure ait été formellement proscrite alors que seule elle leur apporte le soulagement de vieilles misères en vain combattues jusque-là.

V. — LA CURE A VICHY

Il est peu de sujets sur lesquels on accepte plus
volontiers les opinions les plus absurdes et les moins
fondées que sur ce que doit être une cure hydro-minérale. Alors que généralement on admet qu'un
traitement ordinaire doive être prescrit et dirigé par
un médecin compétent, nombre de gens s'ordonnent
à eux-mêmes une cure à Vichy, et en décident la
forme, suivant ce qu'ils ont entendu dire par des
amis qui y ont été traités.

Ce qu'il y a de pire, c'est que des médecins non
hydrologues se laissent parfois suggestionner par
leur clientèle, et, plutôt que de se faire une opinion
par eux-mêmes, soit en lisant les ouvrages spéciaux,
soit, ce qui est mieux, en visitant les stations, ils pré-
fèrent suivre les indications de cette clientèle, dont
ils n'osent pas contrarier les goûts ni les projets.

Il s'ensuit un certain nombre de préjugés, auxquels le temps a presque donné force de loi.

De ceux-là est la limitation de la cure à un nombre fatidique de 21 jours : on s'est souvent demandé

d'où était venu ce chiffre qui est le même pour les
cures faites dans toutes les stations de la France ou
de l'étranger? On l'attribue avec vraisemblance à ce
qu'il correspond à la période intercataméniale, permettant aux femmes de suivre leur traitement sans
interruption. En réalité, c'est là le résultat de la hâte
toujours croissante avec laquelle on vit : alors que nos
ancêtres venaient à Vichy pour 6 semaines au moins,
on a réduit progressivement ce temps et on a reconnu
que trois semaines étaient le minimum nécessaire
pour obtenir d'une cure des effets appréciables.

Mais déjà la trépidation des existences actuelles
tend à raccourcir ce laps de temps et ils ne sont pas
rares les malades qui nous arrivent porteurs d'une
ordonnance de leur médecin traitant, suggestionné
par eux-mêmes, prescrivant une cure courte de 15
jours. Que dire de ceux qui, venus sans prescription
médicale, croient avoir fait tout le nécessaire après
que 10 jours de boisson leur ont procuré l'apaise-
ment de leurs troubles gastriques ou la disparition
de leur sucre urinaire!

Nous ne saurions trop protester contre cette con-
ception bornée et dangereuse de la cure hydro-minérale : c'est à elle qu'on doit les résultats décevants
qu'on oppose trop souvent à ses indéniables bienfaits. Ce ne sont pas des améliorations passagères
de symptômes plus ou moins caractérisés qu'on
demande à cette médication, mais une modification

profonde de l'organisme qu'on ne saurait obtenir avec
des moyens hâtifs ou brutaux : il faut avoir le temps
devant soi pour graduer les actions, les adapter au
sujet et produire des changements dans les fonctions
organiques qui aient chance d'orienter pour long·
temps, sinon pour toujours, la nutrition dans la voie
normale.

Pour cela il ne faut pas encourager le malade à
écourter son séjour, comme il n'est que trop porté à
le faire, pour reprendre en hâte ses travaux ou ses
plaisirs, mais on doit au contraire lui laisser entrevoir
qu'il devra disposer d'un mois, quitte à ce que le
médecin de la station le fasse reposer quelques jours
après la première quinzaine, ou le libère avant le
mois écoulé, suivant la manière dont le traitement
est toléré et les réactions qu'il provoque.

Parmi les préjugés les plus en vogue sur la cure
de Vichy figure encore son action supposée anémiante
pour les uns, congestionnante pour les autres : nous
avons fait justice de ces légendes en étudiant l'action
de Vichy sur le sang et les contre-indications vraies
ou prétendues de cette médication.

En réalité, une cure bien conduite et surveillée a
toutes chances de ne donner lieu à aucune action
fâcheuse, quels que soient l'âge et la résistance du
sujet, si les indications de cette cure ont été judi-
cieusement posées, et si le malade suit docilement
les prescriptions qui lui sont faites.

Ce malade devra arriver dans la Station muni
d'une lettre de son médecin traitant, lettre relatant
les points principaux de son observation, et qu'il
remettra dès son arrivée au médecin consultant de
la Station qui lui aura été indiqué par ledit médecin
traitant : il aura grand soin de ne pas se laisser
influencer par ses compagnons de voyage, non plus
que par les gens du pays qui lui conseilleront de
s'adresser à un autre médecin que celui qui lui est
indiqué : on connaît ce genre de prosélytisme, souvent intéressé (pistage).

Si le malade n'est adressé à aucun médecin, il
trouvera dans chaque hôtel ou villa, ainsi que dans
les galeries des Etablissements, la liste des médecins
de la Station parmi lesquels il pourra choisir.

Une fois la première prescription faite, il ne faut
pas oublier qu'elle doit être modifiée, dans les cas
simples, plusieurs fois au cours de la cure, afin
d'être appropriée aux réactions individuelles.

Le malade ne devra pas perdre de vue que les
doses qui lui sont prescrites, les heures auxquelles
elles doivent être absorbées, les opérations balnéaires ou physiothérapiques, le régime alimentaire,
l'exercice et le repos qui lui sont recommandés sont
tous facteurs à des degrés divers du traitement qu'il
est venu chercher, et qu'il doit leur subordonner ses
goûts et ses distractions pendant les semaines de
cure : il ne lui servirait à rien de dépenser son argent

et de quitter ses occupations habituelles, s'il devait,
en modifiant les uns ou supprimant les autres par
caprice, compromettre des résultats qu'il est, autre-
ment, en droit d'attendre. Les heures fixées pour
les pratiques balnéaires et l'absorption de l'eau laissent d'ailleurs largement le temps d'excursionner
au loin, et de prendre part aux distractions nombreuses qu'offre la Station.

La cure terminée, il est préférable de ne pas
reprendre immédiatement une vie fatigante, et le
mieux est de passer au moins 10 à 15 jours au repos
dans un climat de montagne. Cependant, lorsqu'il y
a à cela des difficultés, on peut le plus souvent, après
un traitement sagement conduit, reprendre une vie
active, pourvu qu'on évite tout surmenage immédiat.

Nous avons vu, en étudiant le climat de Vichy,
que les saisons de choix pour faire une cure profitable sont du 15 mai au 1er juillet et du 15 août au
1er octobre, si l'on veut éviter les trop grandes cha-
leurs, ou les périodes où les conditions atmosphéri-
ques sont douteuses, étant trop hâtives ou trop tardives.

En réalité, si les saisons de choix offrent plus de
commodités et d'agrément, la cure peut être excellente pendant toute l'année et les moyens de traitement ne font jamais défaut : une partie de l'Etablissement fonctionne toujours en dehors de la saison
officielle, et un certain nombre d'hôtels, de toutes

classes, restent ouverts tout l'hiver, et sont parfaitement chauffés. Cela permet aux malades qui ne peuvent pas absolument venir pendant l'été, comme des coloniaux qui viennent passer en France quelques mois d'hiver, de ne pas se priver d'une cure qui leur est si essentielle.

VI. — EAUX TRANSPORTÉES
PRODUITS DE VICHY
CURES A DOMICILE

Eaux transportées.

Dès que Vichy a connu quelque vogue comme station, on a songé à en transporter les eaux au loin, afin de faire profiter de leurs bienfaits ceux qui ne peuvent voyager, ou de continuer les effets thérapeutiques de la cure faite sur place.

A vrai dire, on ne saurait comparer l'action de l'eau absorbée loin des sources avec celle qu'on obtient en la buvant lorsqu'elle sort de terre, et cela pour plusieurs raisons.

D'abord la cure dans une station hydro-minérale comporte un ensemble d'actes thérapeutiques qui ne sauraient être remplacés par l'ingestion d'eau embouteillée : comme on l'a dit, « un traitement thermal est une *médication*, une eau minérale transportée est un *médicament* ».

Ce médicament, tout en conservant une valeur thérapeutique considérable, puisqu'il renferme des principes en nombre et en état que nulle pharmacopée ne saurait réaliser, n'est cependant pas le même au griffon de la source que dans la bouteille où on le conserve.

Alors qu'on peut boire plusieurs bouteilles d'eau de Vichy par jour, et cela pendant des mois et des années sans en éprouver d'inconvénients, on sait combien l'absorption exagérée d'eau à la source même cause facilement des vertiges, et dans certains cas des accidents congestifs, d'où le soin qu'ont les médecins de posologuer soigneusement et d'espacer méthodiquement les prises nécessaires.

L'eau à la source est, comme on l'a dit, une eau *vivante*, sans qu'on sache exactement, à vrai dire, à quoi est due cette vitalité. On en a fait honneur successivement à la température naturelle, à l'état électrique, à l'état naissant des éléments chimiques. Aujourd'hui c'est la radio-activité qui est réputée détenir la cause du mystère, et l'on sait que l'émanation radio-active de l'eau diminue dès qu'on s'éloigne de la source.

Quoique nous ne soyons pas encore fixés sur l'action thérapeutique de l'émanation radio-active, on ne peut s'empêcher d'être impressionné par la constatation précédente, et si l'on tient compte que l'atmosphère à l'entour des sources est saturée de cette émanation, on reconnaîtra qu'il y a grande différence à boire l'eau au griffon même, ou à distance.

Tel qu'il est cependant, le médicament eau de Vichy transportée a une action considérable et est utilisé avec profit dans le monde entier.

Ses indications thérapeutiques restent les mêmes que celles mentionnées pour l'eau prise aux sources, mais sa posologie est très différente, étant donné que ses actions sont bien moins énergiques : elle peut même être utilisée comme eau pendant les repas, quoique sa minéralisation élevée la distingue nettement des eaux dites de table.

On obtient un effet plus thérapeutique en administrant l'eau à jeun, à distance modérée des repas, en interrompant de temps en temps cette pratique et pendant une ou plusieurs semaines, suivant les cas.

Le choix de la source n'a plus ici l'importance que nous lui avons reconnue lorsqu'on boit l'eau sur place, car les actions électives de certaines sources sur certains organes sont, à distance, très atténuées.

L'important est de savoir que les eaux des sources froides contiennent en bouteille plus de gaz dissous que celles des sources chaudes : suivant donc qu'on voudra éviter ou rechercher l'action du gaz sur la muqueuse gastrique, on prescrira les unes ou les autres.

Une erreur très répandue consiste à croire qu'on restitue aux eaux chaudes leur vitalité primordiale en les réchauffant. Si les conditions de tolérance gastrique du sujet exigent qu'il boive chaud, on peut aussi bien réchauffer l'eau des sources froides que celle provenant des sources tièdes ou chaudes, car il ne faut pas oublier que la première, soit les *Céles-tins,* avant de se refroidir dans les couches de sable souterraines où elle s'accumule, a été primitivement une eau chaude, venant des zones profondes, comme toutes les eaux de la région.

En tout cas ce réchauffement devra être opéré au bain-marie.

La quantité de bouteilles d'eau de Vichy transpor-tées augmente chaque jour dans d'énormes propor-tions : de 500. 000 qu'elle était en 1854, elle atteint aujourd'hui 33 millions par an.

Cette expédition est faite avec le plus grand soin, comme on peut s'en convaincre en visitant à Vichy les vastes ateliers d'embouteillage qui fonctionnent sous le contrôle de l'Etat.

Les bouteilles toujours neuves sont nettoyées et stérilisées par une série d'opérations très scientifi-fiquement conduites au moyen d'une instrumenta-tion des plus perfectionnées : trempage, lavage, rin-çage à l'eau stérilisée, bouchage par une lamelle d'é-tain qui sépare du bouchon, garantissent, grâce à une technique parfaite, l'intégrité aussi complète que possible de l'eau minérale, lui permettant de ne pas s'altérer pendant longtemps.

Les bouteilles, 1/2 et 1/4 de bouteilles portent

toutes des étiquettes caractéristiques mentionnant le nom de la source et si elle est ou non du domaine de l'Etat.

On doit vérifier soigneusement ces indications, afin d'éviter les contrefaçons qui sont fréquentes, surtout en pays étranger.

Les travaux récents de M. A. Chassevant semblent avoir montré qu'on peut identifier une eau minérale en mesurant sa résistivité électrique : ce procédé, facile à appliquer, et d'une grande sensibilité, permettrait désormais de poursuivre plus facilement ces contrefaçons qui offrent au public, au lieu du médicament complexe et inimitable qu'est l'eau de Vichy, de simples solutions de bicarbonate de soude plus ou moins pur.

Sels de Vichy.

On a eu de bonne heure l'idée d'extraire des eaux les éléments salins qui les caractérisent, de façon à pouvoir les administrer à distance, soit en les faisant redissoudre dans de l'eau, pour bains et boisson, soit sous forme de poudre ou de pastilles. Cette extraction par évaporation, au moyen de dispositifs très simples, n'a d'abord donné que des quantités peu considérables de sels et ce qu'on vendait sous le nom de sels de Vichy n'était le plus souvent que du bicarbonate de soude. En 1897, la Compagnie Fer-

mière a installé dans un bâtiment voisin de l'Etablissement appelé la Pastillerie des appareils très importants et très perfectionnés, au moyen desquels les
principes salins de l'eau de Vichy sont extraits dans
leur totalité et d'une façon intensive. Cette installation, dont la visite offre un haut intérêt, consiste en
d'énormes récipients à sextuple effet, analogues à
ceux qu'on voit dans les raffineries, et où s'opère la
concentration de l'eau amenée de toutes les sources
appartenant à l'Etat. Une fois concentrée au degré
voulu, cette eau est conduite dans un autre appareil
d'évaporation sous le vide, où les sels se précipitent;
ils sont alors séchés par une essoreuse mécanique,
puis portés dans une chambre de saturation, où ils
restent plusieurs jours soumis à un courant de gaz
carbonique amené de la surface des sources, au moyen
duquel les carbonates sont saturés et ramenés à l'état
de bicarbonates.

Toutes ces opérations étant effectuées sans contact
avec l'air extérieur, et à des températures qui assurent la complète évaporation de l'eau, il est bien
certain que le produit obtenu renferme, comme nous
l'avons dit, la totalité des principes minéralisateurs
de l'eau de Vichy.

Les sels de Vichy sont livrés en paquets, en comprimés, en pastilles ou pour faire des bains. Les
paquets contiennent 7 grammes de sel, dont voici
l'analyse faite en 1907 par M. Bonjean; les résultats

sont exprimés en grammes et rapportés à 100 grammes :

Bicarbonate de soude en $NaHCO^3$............	96,305
— de potasse en $KHCO^3$...............	1,250
Carbonate de chaux en $CaCo^3$...............	0,080
— de magnésie en $MgCO^3$..............	0,061
— de strontium....................	traces
Bicarbonate de lithium.....	traces
Sulfate de soude en So^4Na^2.................	0,195
Alumine et oxyde de fer....................	traces
Chlorure de sodium en $NaCl$................	0,220
Silice en SiO^2............................	0,850
Carbonate de soude........................	0,009
Nitrate de soude..........................	traces
Phosphate de soude.......................	traces
Eau	0,452

Dissous dans un litre d'eau pure, ce paquet donne donc une eau dont la composition se rapproche autant qu'il est possible de celle de l'eau de Vichy naturelle.

Est-ce à dire que l'imitation soit parfaite et que l'eau artificielle vaille l'eau minérale naturelle ? Evidemment non, la nature ne livre pas ainsi son secret. Mais lorsque l'on ne peut employer l'eau minérale naturelle, en voyage, dans les pays lointains où les transports sont difficiles, ou simplement parce qu'on doit considérer le côté économique, l'eau préparée avec le sel de Vichy est bien supérieure sous le rapport médicinal à la solution alcaline composée avec le bicarbonate de soude ordinaire. L'usage en a montré toute l'utilité et environ 30.000.000 de paquets de ces sels d'extraction directe vont chaque année, à travers le monde, contribuer à répandre les bienfaits de la médication de Vichy.

On vend aussi ce sel pour boisson en flacons de 125 gr., 250 gr. et 500 gr.

Sels pour bains.

Les eaux mères restant après la précipitation des sels d'extraction pour boisson sont de nouveau concentrées à vide, puis évaporées à siccité. Les cristaux que produit cette évaporation sont plus brouillés et moins blancs que ceux utilisés comme sels pour boisson. En les traitant de la même façon que ces derniers, en les soumettant à l'essorage et à la saturation, on les réserve pour la préparation des sels pour bains.

Ces sels sont enfermés dans des flacons de 500 gr., 250 gr., 125 gr.

Le bain artificiel préparé avec ces sels offre en partie les quantités du bain pris à Vichy et reconnaît les mêmes indications.

Comprimés de Vichy pour boisson.

Ces dernières années ont vu naître une nouvelle et ingénieuse application des sels de Vichy : les comprimés de Vichy-État préparés avec les sels de

Vichy. Non seulement le sel de Vichy y est ramené à son minimum de volume par une compression énergique, mais encore la composition chimique de ces comprimés est telle qu'ils dégagent en se dissolvant dans l'eau une quantité de gaz carbonique équivalente à celle qui se trouve en dissolution dans l'eau de Vichy naturelle. L'eau minérale ainsi préparée est donc gazeuse, ce qui la rend plus digestible et agréable. Pour préparer son eau minérale, il suffit de faire dissoudre 4 ou 5 comprimés dans un verre d'eau ordinaire ou coupée de vin. On peut ainsi produire la stricte quantité d'eau artificielle à utiliser immédiatement.

Pastilles de Vichy.

C'est la forme d'utilisation des sels la plus anciennement connue. Pour cette fabrication, on emploie du sucre en pains de première qualité, le sucre pulvérisé du commerce n'offrant pas assez de garantie quant à sa pureté. Ce sucre, débité en rondelles minces par une scie circulaire, passe ensuite dans une machine à broyer, puis sur des tamis et tombe dans des caisses fermées à l'état de poudre impalpable. On mélange, dans des proportions convenables, le sucre, le sel de Vichy et la gomme adragante, on y ajoute l'eau nécessaire pour faire une pâte à pastilles, ainsi que l'arôme, et cette pâte est longuement ma-

laxée et pétrie dans un appareil mécanique spécial.
Lorsqu'elle est suffisamment consistante, il n'y a plus
qu'à faire des pastilles avec la pastilleuse ordinaire,
puis à les sécher lentement à l'étuve.

Les petits malaises de la digestion, le pyrosis
accidentel, les pesanteurs d'estomac, qui s'atténuent
et disparaissent si bien par l'emploi des Pastilles de
Vichy, ont fait la réputation mondiale de cette vieille
préparation.

VII. — RENSEIGNEMENTS GÉNÉRAUX

Vichy, chef lieu de canton de l'arrondissement de La Palisse (Allier), possède une population fixe d'environ 17.000 habitants.

L'origine de la ville remonte à l'époque gallo-romaine ; les Romains la désignaient sous le nom de *aquæ calidæ vici* (eaux chaudes du bourg); mais elle a commencé à être connue surtout à la suite d'un séjour qu'y fit Mme de Sévigné qui l'a rendue célèbre dans ses lettres à M me de Grignan; elle fut fréquentée également par Mesdames Adélaïde et Victoire, tantes de Louis XVI.

Après des alternatives de prospérité et d'abandon, elle fut remise à la mode sous Napoléon III, qui y séjourna et y fit faire des travaux considérables : digue sur l'Allier, nouveau Parc conquis sur les sables de la rivière, percement de grandes avenues, construction du Casino, de l'église Saint-Louis, d'une mairie.

Depuis cette époque, de nombreuses améliorations ont été introduites : reconstruction de l'établissement de première classe et de l'hôpital civil ; agrandissement du Casino et de l'hôpital militaire devenu insuffisant par suite de notre expansion coloniale; adduction d'eau potable, construction d'un système complet d'égouts, embellissement ou agrandissement des parcs, aménagement des sources.

La ville peut se diviser en deux parties distinctes : la ville proprement dite, qui n'offre rien de particulier à signaler, sauf, peut-être, ce que l'on nomme le vieux Vichy situé sur le rocher des Célestins avec ses vieilles rues tortueuses assez pittoresques, dans lesquelles on remarque la tour de l'Horloge, dernier vestige d'un ancien château fort, la maison du bailliage, la vieille église Saint-Blaise, les restes du couvent des Célestins et la maison qu'habita Mme de Sévigné.

La ville thermale, où se trouvent le Casino, les parcs et les bains, est percée de rues en général spacieuses et plantées d'arbres : c'est là que l'on trouve les grands hôtels et les villas meublées.

Il y a à Vichy deux églises catholiques, un temple protestant, une synagogue, un temple maçonnique; il est question d'y édifier une église russe.

Le bureau des Postes, Télégraphe et Téléphone y est très bien installé depuis quelques années et possède des agents polyglottes ; il y a cinq distributions de lettres par jour et de nombreux départs de courrier.

La Banque de France et les grandes institutions de crédit y ont des succursales.

Vichy est à 365 kilomètres de Paris, sur la ligne du Bourbonnais du P.-L.-M. ; le trajet se fait en 5 à 7 heures suivant les trains ; ce trajet sera encore abrégé par suite de la création d'une ligne à deux voies Saint-Germain-des-Fossés, Vichy, Riom. Vichy est en communication directe avec Lyon, Genève, Barcelone, Tours, Nantes, le Croisic, Bordeaux, Irun, et en correspondance facile avec toutes les grandes villes de France.

Le nombre des visiteurs qui viennent à Vichy annuellement s'est élevé progressivement de 6.700 en 1850 à 103.700 en 1910.

Les facilités de logement sont grandes dans la station depuis les luxueux Palaces, où le prix dépasse 25 francs par jour, jusqu'aux hôtels et maisons meublées qui peuvent offrir une pension modeste au-dessous de 5 francs, chacun peut trouver l'installation qui convient à ses goûts et à ses moyens. De nombreuses villas permettent la vie indépendante en famille.

Une maison de santé chirurgicale et médicale dirigée par un médecin reçoit les malades qui ont besoin d'être opérés d'urgence et ceux dont la santé exige des soins difficiles à obtenir dans un hôtel ou une villa particulière. Construite sur le quai de l'Allier, aménagée avec tous les perfectionnements de l'hygiène et du confort moderne, cette maison possède un médecin résidant.

La taxe de séjour sera prochainement appliquée, au taux de 2, 5, 10, 20 francs pour la saison, suivant la catégorie d'hôtel habité. Cette taxe, aux termes de la loi du 13 avril 1910, qui en autorise la perception, doit être exclusivement employée à « faciliter le traitement des indigents et à favoriser la fréquentation de la station et son développement par des travaux d'assainissement et d'embellissement ». Vichy a été érigé en station hydro-minérale par le décret du 25 mai 1912, et pourvu d'une Chambre d'Industrie thermale en octobre 1912.

Les sources de l'Etat ont été affermées en 1852 à une Compagnie Fermière anonyme, dont le bail a été renouvelé pour 30 ans en 1904. C'est cette Compagnie qui exploite les eaux et les Etablissements sous la surveillance de l'Etat propriétaire, représenté à Vichy même par un Commissaire du Gouvernement, qui est chargé également de distribuer les billets de gratuité aux indigents et aux fonctionnaires qui y ont droit.

La Compagnie Fermière offre la gratuité du traitement

aux médecins de toutes nationalités, ainsi qu'à leurs femmes et leurs enfants non mariés vivant sous leur toit.

La Compagnie fait remise aux médecins et leurs famil-
les de tous les droits qu'elle perçoit sur les entrées au Casino.

Des places au théâtre leur sont également offertes suivant les disponibilités.

On est redevable à la Compagnie Fermière des magnifi-
ques travaux qui font de Vichy la plus luxueuse des villes
d'eaux : on a déjà vu (p. 49) la description du grand Etablissement, un des plus complets de l'Europe.

Le Casino, bâti en 1854, a été transformé en 1900-1904
de telle façon qu'il reste très peu de chose du bâtiment
primitif.

On y trouve toutes les distractions possibles, dans des
locaux de proportions grandioses, et décorés avec un goût
parfait : salle des fêtes, salons de conversation, de lecture,
salles de jeux, de billards, restaurant de 1er ordre, grand
hall, etc..

La salle de spectacle, de décoration gracieusement moderne, peut contenir 1.400 personnes : on y joue la comédie,
l'opéra-comique et le grand opéra sur une scène qui se
prête aux plus importantes figurations.

Un orchestre excellent de 80 musiciens donne chaque
jour plusieurs concerts très suivis.

Distractions.

Outre le Casino dont nous venons de parler, il existe
encore à Vichy nombre d'autres établissements où l'on peut
agréablement passer le temps que le traitement laisse
libre : le Casino des fleurs, la Restauration, le jardin de
Vichy, l'Elysée-Palace, plusieurs cinématographes, etc...

Les sports.

Ils peuvent être pratiqués sous les formes les plus variées : de parfaits courts de tennis dans les parcs des *Célestins*, un golf à 18 trous, luxueusement installé sur la rive gauche de l'Allier, relié à la ville par un canot à pétrole, une salle d'escrime dans l'Etablissement, un jeu de boule très fréquenté, un skating-roller, le canotage, etc. La rivière très poissonneuse est très recherchée des pêcheurs.

Des réunions sportives ont lieu dans la saison à des dates maintenant bien connues des amateurs. Nous citerons le concours hippique du sud-est (fin juin), les courses, dont un grand prix de 100.000 francs (fin juillet-août), le tir aux pigeons, les tournois de tennis, les matchs de golf, le tournoi d'épée, les régates internationales, les courses vélocipédiques, etc.

Un champ d'aviation a été créé par l'aéro-club de la ville. Enfin le Syndicat d'initiative organise chaque saison plusieurs fêtes, telles que bataille de fleurs, fête vénitienne, etc...

Les parcs de Vichy offrent aux promeneurs de grands espaces où les arbres, les pelouses et les massifs richement entretenus sont une joie pour les yeux.

Le vieux parc, créé en 1812, qui relie le Casino à la Galerie des sources et à l'Etablissement, est un grand mail planté d'arbres superbes, où la foule circule du matin au soir, pouvant s'abriter sous les galeries couvertes qui l'entourent.

Les nouveaux parcs, qui s'étendent sur la rive droite de l'Allier, sur une longueur de 3 kilomètres, sont une suite de délicieux jardins ombreux, dont les allées sont jalonnées de façon qu'on puisse conformer l'importance de la promenade aux prescriptions du médecin.

Environs.

Vichy, couché le long de l'Allier, est abrité de tous côtés
par des collines d'aspect riant : la vallée en amont et en
aval est extrêmement gracieuse et la promenade sur les
rives sinueuses de la rivière est très agréable.

Mais dès qu'on peut franchir 10 à 20 kilomètres, on se
trouve dans des sites très pittoresques, et plus loin, les
massifs du Forez et de l'Auvergne abondent en perspecti-
ves grandioses.

Les buts de promenade les plus rapprochés, accessibles
à la voiture à cheval, sont la Montagne verte, les Mala-
vaux, l'Ardoisière, les châteaux de Randan, Bourbon-
Busset, la ville si curieuse de Thiers, le bourg pittoresque
de Chateldon, etc...

Avec l'automobile, il est facile d'accéder au Puy-de-
Dôme, et de parcourir la vallée de la Sioule, les monts du
Forez, Ferrière, Châtel-Montagne, les forêts des Bois noirs,
de la Madeleine, etc. On trouve dans les principaux hôtels
des guides très bien faits indiquant les excursions possibles dans cette magnifique région.

D'ailleurs, un chemin de fer à voie étroite va de Vichy
à Boën rejoindre la ligne de Clermont à Montbrison, qui
permet de faire la plupart de ces excursions assez facilement.

TARIFS DES BAINS ET DOUCHES

COMPRENANT LE SERVICE DU LINGE.

	1re Classe	2e Classe	3e Classe
Douche vaginale pendant la durée du Bain........................	0, 50	0, 30	0, 20
Pulvérisation d'eau minérale de Vichy (Eaux diverses en sus)............	1 »	1 »	»
Inhalation de gaz des eaux de Vichy.	1 »	0, 75	»
Douche nasale....................	1 »	1 »	»
Bain de pieds....................	1 »	0, 30	»
Douche intestinale simple...........	1 »	0, 75	0, 30
Bain de siège à eau courante........	1, 50	1 »	»
Bain et douche de gaz des eaux de Vichy........................	»	1, 50	»
Inhalation d'oxygène...............	2 »	1, 50	»
Lavage de l'estomac...............	»	1, 50	»
Grande douche à percussion, froide ou chaude.....................	2 »	1, 25	0, 60
Bain de baignoire..................	2, 50	1, 50	0, 60
Douche intestinale, entéroclyse......	2, 50	1, 50	»
Douche vaginale, à jet continu, en dehors du bain.................	, 50	1, 50	»
Bain de vapeur....................	3 »	»	»
Bain de piscine de natation.........	3 »	»	»
Massage à sec....................	3 »	»	»
Bain à domicile (1re zone)..........	3 »	»	»
d° (2e »)............	4 »	»	»
Bain d'air chaud avec douche........	4 »	2, 50	»
Bain de vapeur avec douche........	4 »	3, 25	»
Bain avec douche..................	4 »	2, 25	1, 10
Douche de Vichy avec massage sous l'eau........................	4 »	2, 75	»
Douche sous-marine en baignoire....	4 »	»	»
Bain à domicile (3e zone)...........	5 »	»	»
Bain de piscine, individuel, à eau courante et douche sous-marine.......	5 »	»	»
Bain de luxe.....................	10 »	»	»

Bain sulfureux.. 2,50

Supplément de linge

Serviette... 0,10
Peignoir... 0,15
Fond de bain... 0,20

Services et Traitements Spéciaux

Appliqués en 1re classe par le Docteur ou sous sa surveillance immédiate.

Douches médicales données par le Docteur................ 3 »
Bain d'air chaud.. 4 »
Bain d'air chaud, avec douche............................. 5 »
Bain de lumière local.. 5 »
Bain de lumière électrique assis en caisse............... 5 »
Douche électrique d'air chaud.............................. 5 »
Bain carbo-gazeux.. 5 »
Massage à sec.. 5 »
Bain de lumière général couché............................ 10 »
Bain avec douche de luxe................................... 15 »

Electrothérapie

Applications faites sous la surveillance du médecin

La séance (une seule espèce de courant).................. 5 »
Abonnement de 10 séances................................. 40 »
Abonnement de 20 séances................................. 75 »

PLUSIEURS ESPÈCES DE COURANTS OU APPLICATIONS FAITES PAR LE MÉDECIN

La séance.. 10 »
Abonnement de 10 séances................................. 60 »
Abonnement de 20 séances................................. 150 »
Radioscopie.. 25 »
Radiographie... 30 »

Mécanothérapie

Une séance... 6 »
Dix séances.. 50 »
Vingt séances.. 75 »

Massages manuels vibratoires

Prix comme ci-dessus.

Bain local d'air chaud (Système Tyrnauër)............... 4 »
Abonnement de 10 bains d'air chaud locaux.............. 35 »
Bain d'air chaud local accompagnant une séance de Méca-
nothérapie.. 2,50

VIII. — SOCIÉTÉ DES SCIENCES
MÉDICALES DE VICHY

Historique. — *Constitution.* — *Fonctionnement.*

La Société de la Bibliothèque des sciences médicales de Vichy a été fondée, en 1884, par les Docteurs Carville, Sénac, Sémery, Pupier, A. Willemin, Jean Cornillon et H. de Lalaubie.

Le Docteur Sénac, tout spécialement, se multiplia pour jeter les bases de cette bibliothèque et recueillir des adhésions.

Grâce à son activité infatigable, le nombre des membres fondateurs atteignit rapidement le chiffre de 22, dont il reste encore aujourd'hui : MM. Bignon, J. Cornillon, Glénard et H. de Lalaubie.

Les statuts de la Société furent approuvés par le préfet de l'Allier le 14 mai 1884.

Depuis 1903, la Compagnie Fermière a bien voulu fournir dans le Nouvel Etablissement thermal de 1re classe un local important [permettant d'installer confortablement la bibliothèque et d'y tenir des réunions.

La bibliothèque actuelle est donc située dans l'aile Ouest de l'Etablissement de 1re classe et présente une entrée spéciale *boulevard National, no 130.*

Elle est ouverte du 1er mai au 15 octobre, tous les jours,

sauf les dimanches et jours fériés, *le matin de 8 heures à 11 heures*, *l'après-midi de 2 heures à 6 heures.* Tous les médecins et étudiants en médecine de passage à Vichy y ont accès sur la seule présentation de leur carte.

Dès sa première année d'existence, la bibliothèque put compter plus de 200 volumes et de 300 brochures, provenant pour la plupart de la collection Batilliat.

Elle s'est enrichie depuis de différents dons de MM. Pupier, Sénac, A. Willemin, J. Cornillon, F. Glénard, A. Mallat, du professeur Cornil, etc..., ainsi que de nombreux achats faits grâce aux cotisations annuelles des membres de la Société.

Elle comprend aujourd'hui 4.920 volumes ou brochures représentant 3.745 ouvrages et reçoit régulièrement de nombreux périodiques.

Les ouvrages de la bibliothèque ont trait à toutes les branches de la médecine : pathologie interne, pathologie externe, hygiène, thérapeutique, anatomie, physiologie, physique, chimie, histoire naturelle. Une grande part est faite aux diversés eaux minérales de la France et de l'Etranger, ainsi qu'à l'hydrothérapie, aux autres branches de la physiothérapie et à tous les travaux intéressant particulièrement les eaux de Vichy.

La Société des Sciences Médicales de Vichy est, depuis le 16 juillet 1907, une association déclarée conformément à la loi du 1er juillet 1901 (voir le *Journal officiel* du 23 juillet 1907).

Soixante médecins environ font partie de la Société et ont été nommés, conformément aux statuts, à l'élection, après deux années d'exercice dans la station, et après présentation de leur candidature sous le parrainage d'un membre de la Société.

La Société tient des séances où sont discutées les ques-

tions administratives, les questions d'intérêt général, les
candidatures.

En cours de saison, il y a une série de séances réservées
aux discussions scientifiques.

Au sein de la Société, cinq commissions, dont les membres sont nommés à l'élection, se partagent des attributions importantes :

> Commission administrative ;
> Commission des services thermaux ;
> Commission des régimes ;
> Commission d'hygiène ;
> Commission de réception.

La *commission administrative*, dont les membres sont
choisis de préférence parmi les plus anciens de la Société,
a pour rôle de vérifier les comptes du Trésorier, d'examiner et de donner son avis motivé : sur les propositions
de dépenses sortant des dépenses courantes d'entretien de
la Bibliothèque, les différends pouvant survenir entre les
membres de la Société et toutes les questions de déonto-
logie.

La *commission des services thermaux* a des attributions
particulièrement importantes. Elle inspecte régulièrement,
chaque année, l'installation, l'outillage, la mise au point
de tous les détails de l'organisation thermale (établissements et sources); renseigne la Société et est l'intermé-
diaire désigné par elle pour signaler à l'Etat et à la
Compagnie Fermière tous les desiderata, toutes les transformations ou améliorations à introduire. C'est par la
collaboration incessante de cette commission avec le Commissaire du Gouvernement représentant l'Etat à Vichy, et
avec les directeurs des services de la Compagnie Fermière, toujours désireux de la satisfaire, qu'il a été pos-

sible de faire du Nouvel établissement de Vichy un établissement de premier ordre.

Commission des régimes : la Société a déterminé en séances générales les régimes qui convenaient aux malades pendant la cure (1). La commission veille à leur application et signale les mesures à prendre pour rendre cette application plus effective s'il y a lieu. Grâce à ses démarches et à une entente avec le Syndicat des maîtres d'hôtel et logeurs de Vichy, la commission a réussi à rendre facile l'application du régime prescrit par le médecin traitant.

La *commission d'hygiène* étudie tout ce qui, dans la station, relève de l'hygiène urbaine, de l'hygiène thermale et de l'hygiène privée ; surveille la tenue des buvettes aux sources, des établissements, des parcs, de la voie publique, des égouts, ce qui concerne l'eau potable, tout ce qui, dans les hôtels, concerne l'hygiène des malades, et, après rapport à la Société des Sciences médicales, est chargée de soumettre à l'Etat, à la Compagnie fermière, à l'administration municipale, aux hôteliers, les revendications qui peuvent être formulées sur ces différents points et obtenir satisfaction.

La *commission de réception,* enfin, a pour fonction de se mettre à la disposition des groupes d'étudiants, des caravanes médicales, des Sociétés savantes, qui, sous la conduite des maîtres de la science médicale française et étrangère, viennent étudier sur place les ressources thermales de Vichy, et leurs applications à la pathologie spéciale qui en relève. Il suffit que le président de la Société des Sciences médicales soit avisé de ces visites pour que la commission soit convoquée, et, selon l'importance des

(1) Voir page 25.

Vichy. — Index médical.   11 visiteurs, s'adjoigne un plus ou moins grand nombre de membres de la Société, pour l'aider à faire les honneurs de Vichy, à montrer et à expliquer tout ce qui peut y intéresser des médecins, à le faire mieux connaître de tous.

Chacune de ces commissions fait à la Société des Sciences médicales un rapport annuel, lui signalant les améliorations obtenues et la renseignant minutieusement sur celles qui sont encore à désirer.

En résumé, la Société des Sciences médicales de Vichy, en dehors de son caractère de société scientifique, constitue le centre où tous les intérêts d'ordre médical de la Station sont étudiés et discutés, où tout est mis en œuvre pour amener des résultats utiles aux malades. Son rôle est purement officieux, mais la bienveillance qui lui est montrée par les pouvoirs publics, tous les concours et tous les résultats qu'elle obtient chaque année, sont la preuve qu'elle exerce une véritable autorité morale qui est la meilleure garantie qu'on puisse donner aux médecins français et étrangers envoyant leurs malades à Vichy chercher amélioration et guérison.

Catalogue de la Bibliothèque
des Sciences médicales de Vichy

(OUVRAGES RELATIFS AUX EAUX DE VICHY) (1)

Nicolas de Nicolaÿ. — Générale description du pays et Duché du Bourbonnois contenant, etc. — 1569. (*Edition Vayssière, 2 vol.*) *Moulins, 1889.* [G. **176**.

Banc (D' Jean). — La mémoire renouvellée des merveilles des Eaux naturelles. — *Paris,* 1605. [A. **60** Réserve.

Rochas (Henry de), médecin ordinaire du Roy. — La vraye anatomie spagyrique des Eaux minérales. — *Paris,* 1637. [B. **1**.

Du Clos, médecin ordinaire du Roy. — Observations sur les Eaux minérales de plusieurs provinces de France. — *Paris,* 1675. [B. **276** Réserve.

Joly (D' A.). — Description des eaux minérales de Vichy en Bourbonnois. — *In* Vichy à travers les siècles. — *Paris,* 1675. [G. **84** Réservé.

Le Rat (de Senlis). — An Thermæ Borbonienses Ansel-

(1) Dans le Catalogue suivant les ouvrages sont classés par date d'édition. Les lettres et chiffres qui terminent chaque indication se rapportent au classement du volume dans la Bibliothèque.
La Bibliothèque contient de nombreux documents ou copies de documents, classés et inventoriés, fort intéressants concernant l'histoire de Vichy. Ils ne figurent pas dans ce catalogue qui ne contient que le titre des ouvrages concernant spécialement les eaux de Vichy.
Le présent Catalogue a été rédigé par les soins de la Société des Sciences Médicales de Vichy, avec l'aide de M. A. Mallat, qui a bien voulu mettre à sa disposition sa grande compétence en matière de bibliographie et sa particulière connaissance de tout ce qui touche à l'histoire de Vichy.

mienses minorem noxam inferunt epotœ quam Arcimbal-
dicœ et Vichiensis (extrait manuscrit d'une thèse cardi-
nale). — *Paris*, 1677. [A. Carton **10**.

Fouët (Dr Claude). — Nouveau système des Bains et Eaux
minérales de Vichy. — *Paris*, 1679. [A. **1** Réserve.

Fouët (Dr Claude).— Le secret des Bains et Eaux minérales
de Vichy en Bourbonnois, 2e édition. —*Paris*, 1686.
[A. **1** *bis* Réserve.

Chomel (Dr Jacques-François). — Traité des Eaux minérales,
Bains et Douches de Vichy. — *Clermont-Ferrand*, 1734.
[A. **2** Réserve.

Tardy (Dr Emmanuel). —Dissertation sur le transport des
Eaux de Vichy. — *Moulins*, 1755. [A. **74** Réserve.

Monnet (Dr). — Traité des eaux minérales avec plusieurs
mémoires de chimie relatifs à cet objet. — *Paris*, 1768.
[B. **264**.

Raulin (Dr). — Traité analytique des Eaux minérales en
général, de leurs propriétés, etc. — *Paris*, 1772.
[B. **262** *bis*.

Buc'hoz. — Dictionnaire des Eaux minérales.—*Paris*, 1772.
[B. **263**.

Desbrest (Dr Jean-Baptiste). — Traité des Eaux minérales
de Chateldon, de celles de Vichy et Hauterive en Bourbonnais. — *Moulins*, 1778. [A. **3**.

Auroux des Pommiers. — Coutumes du Bourbonnais. —
Riom, 1780. [G. **142** *bis*.

Duchanoy (Dr). — Essais sur l'art d'imiter les Eaux minérales. — *Paris*, 1780. [B. **262**.

Carrère (Dr J.-B.-F.).— Catalogue raisonné des ouvrages qui
ont été publiés sur les Eaux minérales en général et sur
celles de la France en particulier, etc. — *Paris*, 1785.
[B. **258**.

Anonyme. — Les nymphes de Chateldon et de Vichy. Dia-
logues. — *Cusset*, 1785. [A. Carton **9**.

Saunders (Dr W.). — A treatise of the chemical history and
medical powers of the most celebrated waters. — *Londres*, 1805. [B. **141**.

Bouillon-Lagrange. — Essai sur les eaux minérales naturelles et artificielles. —*Paris*, 1811. [B. **261**.

Coiffier de Moret.— Histoire du Bourbonnais et des Bourbons qui l'ont possédé. — *Paris*, 1816.   [G. 1.

Patissier (Dr). — Manuel des Eaux minérales de France.— · *Paris*, 1818.   [B. 265.

Longchamp. — Analyse des Eaux minérales et thermales de Vichy. — *Paris*, 1825.   [A. 6.

D'Arcet (Dr). — Première note pour servir à l'Histoire des Eaux thermales de Vichy. (Extrait des Annales de physique et de chimie). — *Paris*, 1826.   [A. Carton 2.

Alibert (Dr). — Précis historique sur les eaux minérales les plus usitées. — *Paris*, 1826.   [B. 49.

Giraudet (Dr A.). — Topographie physique et médicale de Cusset. — *Paris*, 1827.   [A. 35.

Anonyme. — Notice sur les eaux minérales et les eaux artificielles. — *Paris*, 1832.   [B. 177.

Noyer (Dr Victor). — Lettres topographiques et médicales sur Vichy. — *Paris*, 1833.   [A. 76.

Petit (Dr Ch.). — Du traitement médical des calculs urinaires et particulièrement de leur dissolution par les eaux de Vichy. — *Paris*, 1834.   [B. 91.

Petit (Dr Ch.). — Quelques considérations sur la nature de la goutte et sur son traitement par les eaux thermales de Vichy. — *Paris*, 1835.   [B. 91.

Noyer (Dr Victor). — Guide de l'étranger aux eaux minérales de Vichy. — *Paris*, 1836.   [A. Carton 7,

Lecoq (Henri). —Vichy et ses environs.— *Clermont-Ferrand*, 1836.   [A. 9.

Petit (Dr Ch.).— De l'efficacité et particulièrement du mode d'action des eaux thermales de Vichy dans les maladies désignées sous le nom d'obstructions et d'engorgements chroniques. — *Paris*, 1836.   [B. 91.

Petit (Dr Ch.). — Nouvelles observations de guérisons de calculs urinaires au moyen des eaux thermales de Vichy. — *Paris*, 1837.   [B. 91.

Patissier (Dr) **et Boutron-Charlard.** — Manuel des Eaux minérales naturelles, 2e édition. — *Paris*, 1837. [B. 192.

Noyer (Dr Victor).— Lettre à M. le Dr Civiale sur l'efficacité des Eaux de Vichy dans les maladies calculeuses et remarques critiques sur leur action dissolvante. — *Paris*, 1838.
          [A. Carton 7.

Petit (Dr Ch.). — Suite des observations relatives à l'efficacité des Eaux de Vichy contre la pierre et contre la goutte. — *Paris*, 1838. [B. **33.**

Sabatin (Dr). — De l'action des Eaux minérales, 1er Mémoire. — *Paris*, 1839. [B. **34.**

Leroy d'Etiolles (Dr).—Histoire de la lithotritie, 2e édition. — *Paris*, 1839. [C. **52.**

Chevallier. —De la nécessité qu'il y a pour le gouvernement de faire étudier l'action des Eaux minérales dans les stations où aujourd'hui on n'en fait pas usage.— *Paris*, 1839. [B. **34.**

Petit (Dr Ch.). — Exposé d'un rapport fait à l'Académie de médecine au nom d'une Commission sur la demande du Dr Petit, relative à des expériences qu'il a proposé de faire pour démontrer l'efficacité de l'eau de Vichy contre la pierre. — *Paris*, 1839. [B. **33.**

Patissier (Dr). — Rapport sur l'emploi des Eaux minérales de Vichy dans le traitement de la goutte, lu à l'Académie royale de médecine le 24 mars 1840, suivi d'une réponse à quelques allégations contre la dissolution des calculs urinaires. — *Paris*, 1840. [B. **33.**

Beaulieu. — Notice sur la ville et les antiquités de Vichy. — *Clermont-Ferrand*, 1841. [A. Carton **9.**

Regnault (Dr E.). — Précis descriptif sur les eaux minérothermales et les eaux minérales de Bourbon-l'Archambault. Parallèle des eaux de Chateldon et de Vichy. — *Moulins*, 1842. [B. **34.**

Petit (Dr Ch.). — Nouveaux résultats de l'emploi des eaux minérales de Vichy dans le traitement de la goutte. — *Paris*, 1842. [A. Carton **3.**

Petit (Dr Ch.). — Des eaux minérales naturelles de Vichy considérées comme moyen fondant. — *Paris*, 1843. [B. **33.**

Petit (Dr Ch.). — Des Eaux minérales alcalines de Vichy.— *Paris*, 1843. [A. Carton **3.**

Rillet (Dr). — Du traitement de la goutte par les Eaux de Vichy. (Extrait des Archives générales de médecine.) — *Paris*, 1844. [A. Carton **3.**

Massin (de Beaune). — La Vichyade, ou la grande bataille des goutteux et des bilieux, poëme héroï-comique en deux chants. — *Beaune*, 1844. [A. Carton **8.**

Greppo (L'abbé I.-G.-H.). — Etudes archéologiques sur les eaux thermales ou minérales de la Gaule à l'époque romaine. — *Paris*, 1846. [B. **250**.

Patissier (Dr). — Manuel des Eaux minérales naturelles, 2e édition. — *Paris*, 1847. [B. **50**.

Barthez (Dr). — Guide pratique du malade aux Eaux de Vichy, 1re édition. — *Paris*, 1848. [A. Carton **2**.

Durand-Fardel (Dr Max). — Mémoire sur les réactions acides ou alcalines présentées par les malades soumis au traitement par les Eaux de Vichy. — *Paris*, 1849. [A. Carton **5**.

Barthez (Dr F.). — Guide pratique aux Eaux de Vichy, 2e édition. — *Paris*, 1849. [A. **10** *bis*.

Petit (Dr Ch.). — Du mode d'action des Eaux minérales de Vichy et de leurs applications thérapeutiques. — *Paris*, 1850. [A. **4** *bis*.

Anonyme. — Eloge des Eaux de Vichy par un indigène. — *Besançon*, 1850. [A. Carton **8**.

Audiffred (Hyacinthe). — Un mois à Vichy, guide pittoresque et médical, 3e édition. — *Paris*, 1850. [G. **5**.

Finot (Dr). — Observations sur l'action thérapeutique des eaux thermales de Vichy. — *Paris*, 1850. [A. Carton **4**.

Chevallier et Barthez (Dr F.). — Essai sur les proportions d'arsenic contenues dans les Eaux minérales de Vichy, de Cusset et d'Hauterive. (Extrait du journal de chimie médicale.) — *Paris*, 1850. [B. **33**.

Barnabé (Dr). — Etudes sur les eaux minérales en général. — *Paris*, 1850. [B. **122**.

Durand-Fardel (Dr Max). — Mémoire sur la dyspepsie présenté à la Société de Médecine de Bordeaux. — *Bordeaux*, 1850. [C. Carton **18**.

Durand-Fardel (Dr Max). — Des Eaux de Vichy considérées dans leurs rapports clinique et thérapeutique. — *Paris*, 1851. [B. **120**.

François. — Remarques sur les travaux d'exploitation de la fontaine Lucas à Vichy. — (Extrait des comptes-rendus de l'Académie des Sciences.) — *Paris*, 1851. [A. Carton **10**.

James (Dr Constantin). — Guide pratique aux eaux minérales de France, Belgique, Allemagne. — *Paris*, 1851. [B. **160**.

Nicolas (Dr Victor). — Aperçu clinique sur l'utilité des alca-

lins et surtout des Eaux minérales de Vichy contre certaines affections organiques du cœur. — *Vichy*, 1851.
[A. **8.**

Chauvet (J.-M.). — Notice générale des Antiquités de Vichy-les-Bains. — *Cusset*, 1851. [A. Carton **9.**

Petit (Dr Ch.). — Lettre à M. Amédée Latour, docteur, rédacteur en chef de *l'Union médicale* sur cette question : Les boissons alcalines peuvent-elles devenir causes d'hémorrhagies ? (Extrait de *l'Union médicale.*) — *Paris*, 1852.
[A. Carton **10.**

Durand-Fardel (Dr Max). — Considérations pratiques sur le traitement des engorgements du foie par les eaux de Vichy. — *Paris*, 1852. [A. Carton **4.**

Patissier (Dr). — Rapport général sur le service médical des Etablissements thermaux pour les années 1849 à 1850. — *Paris*, 1852. [Carton B. **1** Rapport.

Fauconneau-Dufresne (Dr). — Considérations physiologiques, pathologiques et thérapeutiques sur le foie et ses dépendances (Extrait de la Revue Médicale). — *Paris*, 1852. [C. **306.**

Durand-Fardel (Dr Max). — Discours prononcé aux obsèques du Dr Prunelle, inspecteur honoraire des Eaux de Vichy. — *Paris*, 1853. [G. Carton **4.**

Enduran (Lodoix). — Notice sur M. Prunelle, inspecteur des Eaux de Vichy. — *Cusset*, 1853. [A. Carton **8.**

Enduran (Lodoix). — Lettres sur Vichy et ses environs. — *Vichy*, 1854. [A. Carton **8.**

Annuaire des Eaux Minérales de France, publié par le Ministre du Commerce et des Travaux publics. — *Paris*, 1851-1854. [B. **259.**

Petit (Dr Ch.). — De la longueur de la poitrine considérée dans ses rapports avec l'obésité et la maigreur, et du mode d'action, dans ce cas, des eaux de Vichy (Extrait de *l'Union médicale*). — *Paris*, 1854. [A. Carton **10.**

Piesse (Louis). — Vichy et ses environs. — *Paris*, 1854. [G. **4.**

Badoche. — Guide de l'Etranger à Vichy. — *Paris*, 1854.
[A. Carton **8.**

Anonyme. — Notice médicale sur les Eaux minérales de l'établissement thermal de Vichy. — *Paris*, 1854. [A. **38.**

Herpin (Dr J.-Ch.). — Etudes médicales scientifiques et statistiques sur les principales sources d'Eaux minérales de France, d'Angleterre et d'Allemagne. — *Paris,* 1855.
[B. **133**.

Bouquet (J.-P). — Histoire chimique des Eaux minérales et thermales de Vichy, Cusset, Vaisse, Hauterive et Saint-Yorre. — *Paris,* 1855.   [A. **11**.

Petit (Dr Ch.). — De la matière organique des Eaux de Vichy, de sa nature,etc. — *Paris,* 1855.   · [A. Carton **7**·

Chevallier. — Notice historique sur la découverte de l'arsenic dans les eaux minérales. — *Paris,* 1855.   [B. **117**.

Guérard (Dr A.). — Rapport général sur le service médical des Eaux minérales de la France, pendant l'année 1853. — *Paris,* 1856.   [Carton B. **1** Rapport.

Durand-Fardel (Dr Max). — Plan d'un cours sur les eaux minérales. — *Paris,* 1856.   [B. **120**.

Durand-Fardel (Dr Max). — Pathogénie des maladies chroniques au point de vue de la médication thermale. — *Paris,* 1856.   [B. Carton **4** B divers.

Simon (Jules). — Vichy et ses environs. — *Vichy,* 1856.
[A. **75**.

Fauconneau-Dufresne (Dr). — Du traitement des maladies du foie par les Eaux minérales. — *Paris,* 1857. [C. **306**.

Durand-Fardel (Dr Max). — Etude sur les établissements thermaux militaires. — *Paris,* 1857. [B. Carton **4** divers.

Castanié (F. de). — Guide de Vichy au Mont-Dore par Saint-Nectaire et du Mont-Dore à Clermont-Ferrand. — *Paris,* 1857.   [G. **23**.

Willemin (Dr A.). — De l'emploi des eaux de Vichy dans les affections chroniques de l'utérus.— *Paris,* 1857. [B. **120**.

Guérard (Dr A.). — Rapport général sur le service médical des eaux minérales de la France en 1855. — *Paris,* 1858.
[Carton B. **1** Rapport.

Treuille (Dr A.). — Des eaux thermales et minérales et de leur valeur thérapeutique. — *Paris,* 1858.   [B. **124**.

Guérard (Dr A.). — Rapport général sur le service médical des Eaux minérales de la France en 1856. — *Paris,* 1859.
[Carton B. **1** Rapport.

Chopart (D^r). — Du foie, ses maladies, ses troubles fonctionnels et traitement du diabète par les Eaux de Vichy. — *Paris*, 1859.   [A. Carton **5**.

Allard (Dr G.-C.). — De la thérapeutique hydro-minérale des maladies constitutionnelles et en particulier des affections tégumentaires externes. — *Paris*, 1860.   [B. **125**.

Daumas (Dr Casimir). — Etude biographique et médicale des sources de Vichy. — *Paris*, 1860.   [B. **136**.

Berne. — Guide indicateur de Vichy et de ses environs. — *Vichy*, 1860.   [G. **6**.

Hartville. — Vichy et ses fontaines, poème. — *Paris*, 1860·
                                                                 [G. **16**.

Guérard (Dr A.). — Rapport général sur le service médical des Eaux minérales de la France en 1857. — *Paris*, 1860.
                                                        [Carton B. **1** Rapport.

François (Jules). — Les Eaux minérales dans leurs rapports avec la science de l'ingénieur. — *Paris*, 1860.   [B. **125**.

Bourdon (Dr Isidore). — Précis d'hydrologie médicale sur les Eaux minérales de la France. — *Paris*, 1860. [B. **133**.

Durand-Fardel (Dr Max). — De la spécialisation des Eaux minérales (Extrait des Annales de la Société d'hydrologie). — *Paris*, 1860.   [B. Carton **1** divers.

Durand-Fardel (Dr Max). — Observations relatives au décret impérial du 28 janvier 1860 sur l'organisation de l'inspection médicale (Extrait de la Gazette des Eaux). — *Paris*, 1860.   [B. **125**.

Durand-Fardel (Dr Max), **Lebret** (D^r), **Lefort** (Jules) et **François** (Jules). — Dictionnaire général des Eaux minérales et d'hydrologie médicale. 2 volumes. — *Paris*, 1860.
                                                                 [B. **187**.

Tardieu (D^r). — Rapport général sur le service médical des Eaux minérales de la France en 1858. — *Paris*, 1861.
                                                        [Carton B. **1** Rapport.

Enduran (Lodoix). — Vichy Guide Annuaire. — *Riom*, 1861.
                                                                 [A. Carton **8**.

Barthez (Dr F.). — Guide pratique des malades aux Eaux de Vichy, 6e édition. — *Paris*, 1861.   [A. **10**.

Brainne (C.). — Baigneuses et Buveurs d'eau, 2e édition. — *Paris*, 1861.   [G. **10**.

Sénac (Dr Hippolyte.)— Quelques réflexions sur l'institution du traitement thermal à Vichy. — *Paris*, 1861.   [B. **128**.

Jardet (Dr Antoine). — Essai sur l'hydrothérapie associée à l'usage des Eaux de Vichy.— *Riom*, 1861. [A. Carton **10**.

Chabrillat (Comtesse de). — Un miracle à Vichy. — *Vichy*, 1861.   [G. **12**.

Durand-Fardel (Dr Max). — De la goutte et de son traitement par les eaux minérales et en particulier par celles de Vichy. — *Paris*, 1861.   [B. **128**.

Durand-Fardel (Dr Max). — Le Diabète et son traitement par les Eaux de Vichy et sa pathogénie. — *Paris*, 1862.   [A. Carton **4**.

Durand-Fardel (Dr Max). — Traité thérapeutique des Eaux minérales de France et de l'Etranger et de leur emploi dans les maladies chroniques. — *Paris*, 1862.   [B. **29**.

Barbier (Dr E.). — Sels minéraux extraits des Eaux de Vichy. Préjugés relatifs à leur extraction (Extrait de la Revue des Eaux). — *Paris*, 1862.   [A. Carton. **10**.

Jouvet. — Vichy. La Vie aux bains. Guide du touriste. — *Riom*, 1862.   [G. **9**.

Lebret (Dr). — De l'institution des hôpitaux dans les stations thermales. — *Paris*, 1862.   [B. Carton **3** divers.

Durand de Lunel (Dr Auguste). — Traité dogmatique et pratique des fièvres intermittentes appuyé sur les travaux des médecins militaires en Algérie, suivi d'une notice sur le mode d'action des Eaux de Vichy dans le traitement consécutif à ces maladies. — *Paris*, 1862.   [A. **36**.

Durand de Lunel (Dr Auguste). — Notice sur le mode d'action des Eaux de Vichy dans le traitement des affections consécutives aux fièvres intermittentes. — *Paris*, 1862.   [A. Carton **5**.

Tardieu (Dr). — Rapport général sur le service médical des Eaux minérales de la France en 1860. — *Paris*, 1863.   [Carton B. **1** Rapport.

Bernis (J.). — Album universel des Eaux minérales et des Bains de mer. — *Paris*, 1863.   [B. **275**.

Barbier (Dr E.). — Lettre critique sur Vichy. Son avenir sous Napoléon III. L'industrialisme aux prises avec le progrès. — *Marseille*, 1863.   [A. Carton **2**.

Daumas (Dr Casimir). — Lettre critique sur la prétendue action dissolvante et fluidifiante des eaux de Vichy. — *Paris*, 1863.   [A. Carton **5**.

Enduran (Lodoix). — Vichy. Guide annuaire. — *Riom*, 1863.
                    [A. Carton **8**.

Leroy d'Etiolles fils (Dr). — Traité pratique de la gravelle et des calculs urinaires. Traitement par les eaux de Vichy. — *Paris*, 1863.   [A. Carton **8**.

Anonyme. — Saison des Eaux 1863. Guide annuaire (Extrait de la Revue des Eaux). — *Vichy*, 1863.   [B. **3-4**.

Willemin (Dr A.). — Clinique médicale de Vichy pendant la Saison de 1862. — *Paris*, 1863.   [A. Carton **3**.

Anonyme. — Plan de la ville de Vichy. — *Vichy*, 1863.
                    [A. **41**.

Bouchardat. — Rapport général sur le service médical des Eaux minérales de la France, pendant l'année 1861. — *Paris*, 1864.   [Carton B. **1** Rapport.

Anonyme. — Guide annuaire indispensable aux malades et aux touristes.(Extrait de la Revue des Eaux).— *Paris*,1864.
                    [B. **3-4**.

Baradou (Dr). — Conseils médicaux aux personnes qui viennent faire usage des Eaux thermo-minérales de Vichy. — *Vichy*, 1864.   [A. Carton **2**.

Barbier (Dr E.). — Note médicale sur l'inspectorat près les eaux minérales. — *Marseille*, 1864.   [B. Carton **1** divers.

Durand de Lunel (Dr Auguste). — Des incidents du traitement thermo-minéral de Vichy. — *Paris*, 1864.   [A. **19**.

Lecoq (Henri). — Les Eaux minérales du massif central de la France. — *Paris*, 1864.   [B. **2**.

Advielle (Victor). — Vichy et les bains chauds du Bourbonnais au xvie siècle. — *Paris*, 1864.   [A. Carton **2**.

Scoutetten (Dr H.). — De l'électricité considérée comme cause de l'action des eaux minérales sur l'organisme. — *Paris*, 1864.   [B. **166**.

Anonyme. — La Ronde de Vichy, dédiée au prince Impérial, 1864. — *Saint-Etienne*, 1864.   [G. Carton **1**.

Bouchardat. — Rapport général sur le service médical des eaux minérales de France pendant l'année 1862. — *Paris*, 1865.   [Carton B. **1** Rapport.

Baradou (Dr). — De l'emploi thérapeutique de Eaux thermo-minérales de Vichy. — *Vichy*, 1865.   [A. Carton **2**.

Barbier (Dr E.). — Nouvelle théorie du diabète envisagé au point de vue du vitalisme et son traitement par les eaux de Vichy. — *Vichy*, 1865.   [A. **24**.

Barbier (Dr E.). — Lettre médicale sur Vichy, médication hydro-carbonique. — *Vichy*, 1865.   [A. Carton **2**.

Castanié (de). — Nouveau guide complet aux Eaux de Vichy. — *Paris*, 1865.   [G. **3**.

Gaudin (Dr C.). — Carnet hygiénique et médical du baigneur à Vichy. — *Vichy*, 1865.   [A. Carton **10**.

Delacroix (D^r) et **Robert** (D^r). — Des Eaux. Étude hygiénique et médicale suivie d'un tableau général indicateur des sources minérales et stations balnéaires de la France et de l'Etranger. — *Paris*, 1865.   [B. **32**.

James (Dr Constantin). — Guide pratique du médecin et des malades aux Eaux minérales de France, Belgique, etc. 3e édition. — *Paris*, 1865.   [B. **132**.

Tourrette (D^r). — Parallèle entre les eaux de Vals et de Vichy. — *Aubenas*, 1865.   [B. Carton **1** V.

Bottentuit (D^r). — Hygiène et thérapeutique au point de vue de l'hydrothérapie, de l'eau de mer et des eaux minérales. — *Paris*, 1866.   [B. **22**.

Durand de Lunel (Dr Auguste). — Note critique sur le parallèle établi entre Vichy et Vals, au double point de vue chimique et thérapeutique. — *Vichy*, 1866.
     [B. Carton **1** V.

Barbier (Dr E.). — Le choléra épidémique et l'hydrologie médicale. Vichy et ses Eaux minérales. — *Vichy*, 1866.
     [A. Carton **2**.

Boucher de Perthes. — Trois semaines à Vichy en août 1857. — *Paris*, 1866.   [G. **14**.

Carnet (D^r). — Le traitement à Vichy. Renseignements, Conseils médicaux. — *Vichy*, 1866.   [A. Carton **2**.

Daumas (Dr Casimir). — Les Eaux minérales de Vichy. — *Paris*, 1866.   [A. **22**.

Durand-Fardel (Dr Max). — Lettres médicales sur Vichy, 3e édition. — *Paris*, 1866.   [A. **30**.

Pidoux (D^r). — Rapport général sur le service médical des Eaux minérales de la France en 1863. — *Paris*, 1866.
     [Carton B. **1** Rapport.

Durand de Lunel (Dr Auguste). — Note sur le traitement de la goutte et du rhumatisme goutteux à Vichy. — *Paris*, 1866.   [A. Carton **5**.

Durand de Lunel (Dr Auguste). — Note sur la situation hygiénique à Vichy (**Extrait des** *Assises Scientifiques du Bourbonnais*). — *Vichy*, 1866.   [A. Carton **5**.

Mialhe (D^r). — De la destruction des acides organiques dans l'économie animale envisagée au point de vue du régime à suivre à Vichy. — *Paris*, 1866.   [A. Carton **7**.

Guérard (Dr A.). — Rapport général sur le service médical des Eaux minérales de la France en 1864. — *Paris*, 1867.
                                        [Carton B. **1** Rapport.

Gaudin (Dr C.). — Vichy au point de vue de l'hygiène et du traitement, ou notes médicinales mises à la portée des gens du Monde. — *Vichy*, 1867.   [A. **27**.

Barbier (Dr E.). — Du bi-carbonate de soude où des sels de Vichy appliqués à l'hygiène et au traitement des maladies de l'estomac. De l'anémie égyptienne. — *Vichy*, 1867.
                                                    [A. Carton **2**.

Lavigerie (D^r). — Notice sur les eaux potables de Vichy. — *Vichy*, 1867.   [A. Carton **1**.

Gazette des Eaux. — Annuaire des eaux minérales, des bains de mer et de l'hydrothérapie en France et à l'Etranger, 8e édition. — *Paris*, 1866-1867.   [B. Carton **5** B.

Durand-Fardel (Dr Max). — Traitement hygiénique et thérapeutique de la goutte. Emploi des Eaux de Vichy. — *Paris*, 1867.   [C. Carton **4**.

Ferreira (D^r). — Hydrologie générale. — *Paris*, 1867.
                                                          [B. **238**.

Tillot (Dr E.). — Du traitement des affections cutanées par les eaux minérales. — *Paris*, 1867.   [B. Carton **1** S.

Durand-Fardel (Dr Max). — Hommage à la mémoire du Dr Alquié, inspecteur des Eaux de Vichy. — *Paris*, 1868.
                                                    [G. Carton **4**.

Bonnefoy (D^r). — Notice sur une monographie d'Eaux minérales composée vers 1345, et imprimée à Venise en 1490. — *Paris*, 1868.   [B. **129**.

Barbier (Dr E.). — La Vie ecclésiastique et les maisons religieuses au point de vue des maladies qu'on y observe chez l'homme et chez la femme, et les Eaux de Vichy appliquées au traitement qu'elles comportent. — *Vichy*, 1868. [A. **21.**

Collongues (Dr). — Le Livre des malades à Vichy. — *Nice*, 1868. [A. **17.**

Gaudin (Dr).— Le Vichy-Chez-Soi de la Compagnie Fermière de l'Etablissement thermal de Vichy. — *Saintes*, 1868.
[A. Carton **4.**

Lavigerie (Dr). — Guide médical aux Eaux minérales de Vichy. — *Paris*, 1868. [B. **138.**

Leroy d'Etiolles (Dr). — Traité pratique de la gravelle et des calculs urinaires. Traitement à Vichy. — *Paris*, 1869.
[C. **4.**

Nadeau (Louis). — Vichy historique. — *Vichy*, 1869. [G. **2.**

James (Dr Constantin). — Guide pratique aux eaux thermales, aux bains de mer et aux stations hivernales, 7ᵉ édition. — *Paris*, 1869. [B. **30.**

Souligoux (Dr Léonce). —De l'examen organique et physiologique du malade pendant son séjour à Vichy. — *Paris*, 1869. [A. **43.**

Durand-Fardel (Dr Max). — Traité clinique et thérapeutique du diabète. — *Paris*, 1869. [C. **7.**

Anonyme. — Les Célestins à Vichy en 1869. — *Vichy*, 1869.
[A. Carton **8.**

Willemin (Dr A.).— Des coliques hépatiques et de leur traitement par les eaux de Vichy. 2ᵉ édition. — *Paris*, 1870.
[A. **39 bis.**

Dubois (Dr Amable). — Manuel du malade à Vichy, 2ᵉ édition. — *Vichy*, 1870. [A. **14.**

Lavigerie (Dr). — Guide médical aux Eaux de Vichy, 2ᵉ éditions. — *Paris*, 1870. [A. **15.**

Guides Philipp's. — Vichy et ses environs. — *Paris*, 1870.
[G. **8.**

Sénac (Dr). — Traitement des coliques hépatiques, précédé de remarques sur les causes, les symptômes et la nature de cette affection. Traitement à Vichy. — *Paris*, 1870.
[C. **5.**

Souligoux (Dr Léonce). — De la durée du traitement thermal à Vichy. — *Paris*, 1870. [A. Carton **4.**

Collongues (Dr). — Le climat de Vichy sous le rapport ther-

mométrique, hygiénique et médical. — *Vichy*, 1871.
[A. Carton **5**.

Burq (D^r). — Métallothérapie. — *Paris*, 1871. [A. 28.

Barrault (Ernest). — Parallèle des Eaux minérales de la France et de l'Allemagne. — *Paris*, 1872. [B. **162**.

Barudel (D^r). — Des gravelles et de leur traitement par les eaux de Vichy. — *Lyon*, 1872. [A. Carton **2**.

Durand de Lunel (Dr Auguste). — Des indications et des contre-indications des Eaux de Vichy. — *Paris*, 1872.
[A. **26**.

Gros (F.). — La Ville de Vichy (monologue). — *Vichy*, 1872.
[A. Carton **8**.

Jourdan (Pascal). — Flore de Vichy. — *Vichy*, 1872.
[F. **1**.

Larbaud-Saint-Yorre. — Mémoire produit dans l'affaire Larbaud-Saint-Yorre de Vichy contre Badoche, Bonneterre et autres. — *Vichy*, 1872. [A. Carton **9**.

Champagnat (Dr L.). — Action des eaux de Vichy sur le tube intestinal. — *Paris*, 1872. [A. Carton **7**.

Champagnat (Dr L.). — Traitement des maladies des voies urinaires par les eaux de Vichy. Régime à suivre dans ces maladies. — *Paris*, 1872. [A. **78**.

Souligoux (Dr L.). — Du diagnostic des maladies traitées par les eaux de Vichy, 2e édition. — *Paris*, 1872.
[A. **81**.

Barudel (Dr J.). — Recherches cliniques sur la goutte, la gravelle et leur traitement par les Eaux minérales de Vichy. — *Paris*, 1873. [A. **29**.

Gubler (D^r). — Rapport sur le service médical des Eaux minérales de la France pendant les années 1870-1871. — *Paris*, 1873. [B. Carton **5** Rapport.

Batilliat (Hugues). — Lettre à M. Zénon Pupier, médecin consultant à Vichy, sur les documents intéressant les Eaux de Vichy. — *Vichy*, 1873. [A. Carton **7**.

Gouvenain (De). — De la composition chimique des Eaux thermo-minérales de Vichy, de Bourbon l'Archambault et de Néris. — *Paris*, 1873. [A. Carton **4**.

Pupier (Dr Zénon). — Rapport inédit du docteur Prunelle sur la source Lucas. — *Paris*, 1873. [A **12**.

Daumas (Dr C.).— Les eaux minérales de Vichy. —*Paris*, 1873.
[A. **55**.

Barbier (Mathieu). — Photographies poëtiques. Physiologie de Vichy. — *Vichy*, 1874. [A. Carton **8**.

Willemin (Dr A.).— Des coliques hépatiques et de leur traitement par les Eaux de Vichy, 3e édition. — *Paris*, 1874.
[A. **39** ter.

Volcy-de-Boze. — Souvenirs de Vichy. — *Marseille*, 1874.
[G. **15**.

Grellety (Dr L.). — Vichy-Médical. Guide médical des malades. — *Vichy*, 1874. [A. **16**.

Gubler (Dr A.). — Du traitement hydriatique des maladies chroniques et des principales stations hydrominérales adaptées aux différentes formes morbides. — *Paris*, 1874.
[B. Carton **3** divers.

Gazette des Eaux. — Annuaire des eaux minérales, des bains de mer et de l'hydrothérapie, 15e année. — *Paris*, 1874. [B. **89**.

Jardet (Dr Antoine).— De l'hydrothérapie à Vichy.— *Vichy*, 1874. [A. Carton **8**.

Grellety (Dr L.). — Quelques conseils sur l'hygiène et le régime du malade à Vichy. — *Vichy*, 1875. [A. Carton **4**.

Sénac (Dr Hippolyte). — Rapport sur l'enseignement et l'exercice de la médecine. — *Vichy*, 1875. [G. Carton **3**.

Bourdon. — Rapport général sur le service médical des eaux minérales de la France pendant l'année 1871. — *Paris*, 1875. [Carton B. **1**, Rapport.

Anonyme. — Guide de l'Etranger à Vichy. — *Vichy*, 1875.
[G. **7**.

Papier (Dr Zénon). — Action des Eaux de Vichy sur la composition du sang. — *Paris*, 1875. [A. **13**.

Brongniard (Dr Jules). - Contribution à l'étude du diabète goutteux. Traitement à Vichy. — *Paris*, 1876. [B. **24**.

Girard (Dr). — Gravelle urique, son traitement par les eaux minérales. — *Paris*, 1876. [B. Carton **3** divers.

Cornillon (Dr Jean). — Action physiologique des Alcalins dans la glycosurie. — *Vichy*, 1876. [A. Carton **10**.

Larbaud-Saint-Yorre. — La source Prunelle à Vichy. — *Vichy*, 1876. [A. Carton **6**.

Vichy. — Index médical. 12

Durand-Fardel (Dr Max). — Quelques remarques sur la constitution chimique des Eaux minérales et leurs actions thérapeutiques. — *Paris*, 1876.   [B. Carton **3** divers.

Nicolas (Dr Gabriel). — Essai sur l'emploi des Eaux minérales pendant la grossesse. — *Paris*, 1876.   [A. Carton **7**.

Pictet (Raoul). — Notice sur la fontaine intermittente de Vichy. — *Paris*, 1876.   [A. Carton **7**.

Delmas (Dr). — Opportunité des traitements hydriatiques. — *Paris*, 1877.   [B. Carton **5** B.

Lefort (Jules). — Rapport général sur le service médical des Eaux minérales de la France en 1874. — *Paris*, 1877.   [Carton B. **1** Rapport.

Grellety (Dr). — Vichy et ses Eaux minérales. — *Vichy*, 1877.   [A. **23**.

Blanchet (Dr). — Le diabète sucré, de son traitement et de sa guérison. — *Paris*, 1877.   [A. Carton **6**.

Lugagne (Dr). — Etude physiologique et clinique de l'eau de Vichy. — *Paris*, 1877.   [A. Carton **6**.

Anonyme. — Guide de l'Etranger à Vichy. — *Vichy*, 1877.   [G. **7**.

Mayet (F.-C.). — Lettres sur les eaux minérales. — *Paris*, 1877.   [B. Carton **5** divers.

Dumoulin (Dr A.). — Considération sur la pathogénie et le traitement du diabète. — *Paris*, 1877.   [C. Carton **1**.

Commission extraparlementaire de 1875-1877.—(Copie des délibérations sur Vichy). Eaux Minérales de Vichy (Histoire).   [Nos 347-348 Réserve. Carton **6**.

Aurillac (Dr). — Altération des urines dans l'albuminerie et le diabète et leurs modifications par les Eaux de Vichy. — *Paris*, 1878.   [A. **42**.

Collongues (Dr). — Des Eaux de Vichy, de la bile et du foie. Les Pilules de Vichy selon la formule prescrite par le Docteur Collongues. — *Nice*, 1878.   [A. Carton **5**.

Empis (Dr). — Rapport général sur le service médical des Eaux minérales de la France en 1875. — *Paris*, 1878.   [Carton B **1**, Rapport.

Durand-Fardel (Dr Max). — Les indications des Eaux minérales et leurs actions thérapeutiques. — *Paris*, 1878.   [B. Carton **1** divers.

Collongues (Dr). — Du bioscope, des merveilleux effets de la Grande Grille. — *Paris*, 1878. [A. Carton **6**.

Labat (Dr). — L'hydrologie française en 1878. — *Paris*, 1878. [B. Carton **2** divers.

Durand-Fardel (Dr Max). — Le traitement de la goutte par les eaux de Vichy. — *Paris*, 1878. [A. Carton **4**.

Bintot (Dr). — Etude pratique sur les dyspepsies traitées à l'hôpital militaire thermal de Vichy. — *Paris*, 1879. [A. **18**.

Lalaubie (Dr H. de). — De l'individualité thérapeutique des Eaux de Vichy. — *Paris*, 1879. [A. **34**.

Lugagne (Dr). — Du régime, de l'hygiène et du traitement dans le diabète. — *Vichy*, 1879. [C. **85**

Velasco (Dr). — Guia medico-pratica de las aguas de Vichy. — *Vichy*, 1879. [A. **32**.

Grellety (Dr L.). — Bibliographie de Vichy. — *Vichy*, 1879. [A. Carton **3**.

Poggiale (G. S.). — Rapport général sur le service médical des eaux minérales de la France pendant l'année 1876. — *Paris*, 1879. [Carton B **1** Rapport.

Voisin (H.). — Mémoire sur les Sources minérales de Vichy et de ses environs. — *Paris*, 1879. [A. **61**.

Fabre (Dr G.). — Eloge du docteur Antoine Jardet, de Vichy. — *Paris*, 1879. (G. Carton **3**.

Grellety (Dr L.). — Nouvelles preuves des bons effets des eaux alcalines de Vichy dans le traitement des dermopathies de nature arthritique. — *Paris*, 1880. [A. Carton **10**.

Blanchet (Dr). — Maladies de foie traitées avec un immense succès à la station thermale de Vichy. — *Paris*, 1880. [A. Carton **7**

Charnaux (Dr Edouard). — Etude des effets dialytiques des Eaux de Vichy sur l'urine diabétique. — *Vichy*, 1880. [A. Carton **5**.

Fauvel (Dr). — Rapport général sur le service médical des Eaux minérales de la France en 1877. — *Paris*, 1880. [Carton B. **1**, Rapport.

Cornillon (Dr Jean). — Rapports du diabète avec l'arthritis et de la dyspepsie avec les maladies constitutionnelles. — *Cusset*, 1880. [C. Carton **1**.

Gros (F.). — Vichy-Auvergne. Guide de poche.— *Cusset,* 1880.
[G. **40.**

Lugagne (Dr). — Vichy-médical. — *Vichy,* 1878, 1879, 1880.
[A. **59.**

Polichronie (Dr). — Contributions à l'étude des eaux minérales alcalines dans les troubles de la digestion.— *Vichy,* 1880. [A. Carton **3.**

La Salzède (Dr Carolus de). — La santé à Vichy. — *Cusset,* 1880. [A. Carton **7.**

Burq (Dr). — La métallothérapie à Vichy contre le diabète et la cachexie alcaline. — *Paris,* 1881. [A. **80.**

Garrigou (Dr). — La métallothérapie à Vichy du docteur Burq. Extrait de la revue d'hydrologie médicale française et étrangère. — *Mirecourt,* 1881. [A. Carton **7.**

Cornillon (Dr Jean). — Lady Stephens et Durande ou les dissolvants des concrétions des voies urinaires et biliaires. — *Cusset,* 1881. [C. Carton **1.**

Durand-Fardel (Dr Max). — De l'action reconstituante des Eaux de Vichy. — *Paris,* 1881. [A. Carton **5.**

Durand-Fardel (Dr Max). — De la substitution rationnelle de la douche thermale et de l'hydrothérapie au bain minéral de Vichy. — *Paris,* 1881. [A. Carton **6.**

Lugagne (Dr). — Etude sur les dyspepsies, sur les viscéralgies et de leur traitement par les eaux de Vichy. — *Vichy,* 1881. [A. Carton **5.**

Mallat (A.). — Recherche et dosage de la lithine dans les Eaux minérales de Vichy. — *Vichy,* 1882. [A. Carton **7.**

Bouis (Jules). — Rapport général sur le service médical des Eaux minérales de la France en 1878. — *Paris,* 1882.
[Carton B. **1,** Rapport·

Sénac (Dr Hippolyte). — Notions générales sur la diathèse congestive. — *Clermont-Ferrand,* 1882. [C. **216.**

Souligoux (Dr Léonce). — Etude sur la goutte et sur ses différents modes de traitement. — *Paris,* 1882. [C. **130.**

Grellety (Dr L.). — Vichy-Cusset, leurs eaux minérales. — *Paris,* 1883. [A. **33.**

Sénac (Dr Hippolyte).— Du traitement des coliques hépatiques, 2e édition. — *Clermont-Ferrand,* 1883. [C. **5.**

Cambon (J.). — Album international des villes d'eaux. — *Paris,* 1883. [B. **274.**

Durand-Fardel (Dr Max). — Traité des Eaux minérales de la France et de l'Etranger, 3e édition. — *Paris,* 1883.
[B. **29** *bis.*

Mallat (A.) et **Batilliat** (R.). — Les Eaux douces de Vichy. — *Vichy,* 1883. [A. Carton **7.**

Collongues (Dr). — La science de la transpiration des mains chaudes. — Le diabète à Vichy. — *Paris,* 1883. [A. Carton **5.**

Grellety (Dr L.). — De l'hygiène et du régime des malades à Vichy. — *Paris,* 1883. [A. **33.**

Bourdon (Dr). — Guide des Eaux de France et d'Allemagne. — *Paris,* 1884. [B. **163.**

Audh'oui (Dr Victor). — Vichy et son avenir, 9e édition. — *Paris,* 1884. [A. Carton **2.**

Anonyme. — Etude médicale sur les Eaux minérales de Vichy. Analyses comparées de travaux publiés sur ces eaux. — *Vichy,* 1884. [A. Carton **6.**

Charnaux (Dr Edouard). — Etude sur les effets dialytiques des Eaux de Vichy sur l'urine diabétique, suivi d'un mémoire sur le traitement du choléra par les alcalins à haute dose. — *Vichy,* 1884. [A. Carton **5.**

Compardon (Dr Ch.). — Guide thérapeutique aux eaux minérales et aux bains de mer. — *Paris,* 1884. [B. **102.**

Cornillon (Dr Jean). — Mélanges de médecine. — *Vichy,* 1884. [A. Carton **1.**

Sénac (Dr Hippolyte). — Diagnostic de la diathèse congestive. — *Paris,* 1884. [C. **216.**

Durand Fardel (Dr Max). — Sur les applications respectives des différentes sources de Vichy. — *Paris,* 1884. [A. Carton **11.**

Gros (F.). — Vichy et ses environs. — *Cusset,* 1884 [A. Carton **9.**

Carles (Dr). — Etude sur la gravelle et les calculs d'acide urique traités par les eaux bi-carbonatées sodiques dè Vichy. — *Paris,* 1885. [A. Carton **2.**

Cyr (Dr). — Les Eaux minérales de Vichy (Extrait du nouveau dictionnaire de médecine et de chirurgie). — *Paris,* 1885. [A. Carton **5.**

Audh'oui (Dr Victor). — Discours sur la station médicinale de Vichy. — *Paris,* 1885. [A. Carton **2.**

Dubuisson (Dr). — Flore des marais salés du département de l'Allier. — *Moulins,* 1885. [B. Carton **1.** GHIJK.

Bovet (Dᵣ Ch.). — Recherches expérimentales sur l'action physiologique et thérapeutique des eaux minérales. — *Paris*, 1885. 'B. Carton **4** divers.

Grassoreille(G.).—Revue Bourbonnaise.*Moulins*,1885.[**G.53**·

Peyraud (Dᵣ). — Etude expérimentale sur la composition de l'air de Vichy. — *Bordeaux*, 1885. [A. Carton **3**.

Larbaud-Saint-Yorre. — Histoire administrative et judiciaire de la source Prunelle à Vichy.— *Moulins*, 1885. [A. Carton **8**.

Mallat (A.). — Etude sur la composition des Eaux minérales de Vichy. — *Vichy*, 1885. [A. Carton **7**.

Grellety (Dᵣ L.). — Vichy et ses eaux minérales. – *Paris*, 1886. [A. **45**.

Sénac (Dᵣ Hippolyte). — Etude sur la création d'un ordre des médecins analogue à l'ordre des avocats. — *Paris*, 1886. [G. Carton **1**.

Sénac (Dᵣ Hippolyte). — Des bains minéraux à Vichy. — *Vichy*, 1886. [A. Carton **3**.

Frémont (Dᵣ). — Rapport sur les eaux potables de Vichy. — *Vichy*, 1886. [A. Carton **8**.

Peyraud (Dᵣ) et **E. Gautrelet**. — Nouvelles recherches expérimentales sur la composition et l'action des Eaux de Vichy. — *Paris*, 1886. [A. Carton **7**.

Les Annales de médecine thermale. — *Vichy*, 1886. [H. **17**.

Robsen Roose. — La goutte et ses rapports avec les maladies du foie et des reins. — *Paris*, 1887. [C. **232**.

Sénac (Dᵣ Hippolyte). — Du régime et de l'hygiène des malades pendant le traitement à Vichy. —· *Vichy*, 1887. [A. Carton **3**.

Cormack (Dᵣ). — The mineral Waters of Vichy. — *Londres*, 1887. [A. **46**.

Mallat (A.). —Le nouvel Hôpital de Vichy. — *Vichy*, 1887. [G. Carton **3**.

Souligoux (Dᵣ). — Etude comparative sur les Eaux de Vichy et sur les Eaux de Carlsbad. — *Paris*, 1887. [A. Carton **4**.

Cornillon (Dᵣ Jean). — Clinique thermale de Vichy 1ᵉʳ fascicule.— *Vichy*, 1887. [A. Carton **2**.

Bretet. — Du rapport azoturique dans le diabète sucré. — *Vichy*, 1888. [C. Carton **11**.

Timbal-Lagrave. — Quelques observations sur les eaux de Vichy. Extrait de la Revue médicale de Toulouse. — *Vichy*, 1888. [A. Carton **7**.

Grellety (Dr L.). — De l'hygiène et du régime des malades à Vichy, 3e édition. — *Mâcon*, 1888. [A. **50**.

Jardet (Dr Paul). — L'obésité. — *Vichy*, 1888.[C. Carton **11**.

Petitbon (Dr). — Les originaux à Vichy, 2e édition. — *Paris*, 1888. [G. **63**.

Mallat (A.). — Guide médical des malades en traitement aux Eaux de Vichy. — *Vichy*, 1888. [A. **49**.

Donet (Dr). — La journée à Vichy. — *Angers*, 1888. [A. Carton **8**.

Frémont (Dr). — Action de l'Eau de Vichy sur la nutrition. — *Paris*, 1888. [A. **48**.

Bardet (Dr E). — Villes d'eaux de France. — *Paris*, 1888. [B. **171**.

Greletty (Dr L.).— Hygiène et régime des malades à Vichy. *Mâcon*, 1888. [A. **50**.

Sénac (Dr Hippolyte). — Etudes de pratique médicale sur le diabète sucré. — *Paris*, 1889. [A. Carton **3**.

Durand-Fardel (Dr Max). — Lettres médicales sur Vichy, 5e édition. — *Paris*, 1889 [A. **63**.

Durand-Fardel (Dr Max). — Traitement de la gravelle urique. — *Paris*, 1889. [A. Carton **11**

Frémont (Dr). — Vichy, indications, contre-indications. — *Paris*, 1889. [A. **54**.

Lalaubie (Dr H. de). — Guide Joanne. Vichy et ses environs. Notice médicale. — *Paris*, 1889. [A. **52**.

Robin (Dr). — Rapport général sur les eaux minérales de la France. — *Paris*, 1889. [B. Carton **1**.

Labat (Dr). — L'azote dans les eaux minérales. — *Paris*, 1889. [B. **24**.

Anonyme. — Etude médicale sur les eaux minérales de Vichy. Analyse comparée des travaux publiés sur ces eaux. — *Vichy*, 1889. [A. Carton **6**.

Lalaubie (Dr H. de). — Guide et notice médicale sur Vichy. — *Vichy*, 1889. [A. **53**.

Poncet (Dr). — Note sur les microbes de l'Eau de Vichy (source de l'Hôpital). — *Paris*, 1889. [A. Carton **3**.

Sénac (Dr Hippolyte). — Etude de pratique médicale sur le diabète sucré. — *Paris*, 1889. [A. Carton **3**.

Bonnard (Cl.). — 1870-18... Vichy-ambulance. — *Vichy*, 1890. [A. **67**.

Collongues (Dr). — Etude sur le travail mécanique de la sécrétion cutanée pendant le traitement thermal à Vichy. — *Vichy*, 1890. [A. Carton **5**.

Bouloumié (Dr). — Cours de thérapeutique hydrominérale. — *Paris*, 1890. [B. Carton **4** divers.

Lalaubie (Dr H. de). — Vichy, sa pathologie, mécanisme des actions curatives. — *Vichy*, 1890. [A. Carton **1**.

Poncet ,(Dr). — Etude sur la mortalité de Vichy. — *Cusset*, 1890. [A. Carton **1**.

Dufourt (Dr). — Influence des alcalins sur le glycogène hépatique. — *Lyon*, 1890. [E. Carton **1**.

Jardet (Dr P.) — Du traitement thermal, étude sur les bains. — *Vichy*, 1890. [A. Carton **3**.

Frémont (Dr). — Absorption intestinale de l'eau de Vichy donnée en lavements dans les états hépatiques compliqués de dilatation de l'estomac. — *Paris*, 1890. [A. Carton **10**.

Anonyme. — Les eaux de Vichy chez soi, étude comparative des eaux de Vichy à l'usage du corps médical. — *Vichy*, 1890. [A. Carton **7**.

Poncet (Dr). — Les microbes de l'eau de Vichy. — *Paris*, 1891. [A. **79**.

Bretet. — Dosage volumétrique de l'acide carbonique libre et combiné dans les eaux minérales (Extrait des Annales de médecine thermale). — *Cusset*, 1891. [A. Carton **2**.

Frémont (Dr). — Diabète. Essai de thérapeutique physiologique. — *Paris*, 1891. [C. Carton **1**.

Cornillon (Dr Jean). — Clinique thermale de Vichy. — *Cusset*, 1891. [A. **56**.

Mallat (A.). — Chambre syndicale des propriétaires de sources minérales et thermales du bassin de Vichy. Lettre à M. le Ministre de l'Intérieur. — *Vichy*, 1892. [A. Carton **7**.

Cornillon (Dr Jean). — Le Bourbonnais sous la Révolution Française, 5 vol. — *Vichy et Riom*, 1889 à 1892. [G. **66**.

Roman et Colin. — Bactériologie des Eaux minérales de Vichy, Saint-Yorre, Hauterive et Cusset. — *Paris*, 1892. [A. **56**.

Cormack (D^r). — Vichy (Extrait de The Climatologist). — *Londres*, 1892. [A. Carton **5**.

Mallat (A.). — Mélanges de chimie médicale et d'hygiène thermale. — *Riom*, 1893. [A. **57**.

Conseil Municipal de Vichy. — Compte rendu de la réunion relative au projet de transfert du marché couvert et construction d'une nouvelle mairie à Vichy. — *Vichy*, 1894. [A Carton **10**.

Mallat (A). — Vichy à travers les siècles, 2 vol. — *Vichy*, 1890 et 1894. [G. **84** Réserve.

Cornillon (Dr Jean). — Une page de la Révolution française dans l'Allier : Pierre-Jacques Forestier, 2e édition. — *Cusset*, 1894. [G. **85**.

Dollfus (G.-F.). — Recherches géologiques sur les environs de Vichy. — *Paris*, 1894. [A. **66**.

La Harpe (D^r de). — Formulaire des eaux minérales, de la balnéothérapie et de l'hydrothérapie. — *Paris, 1894.* [B. **206**.

Jacquot et Wilm. — Les Eaux minérales de la France. — *Paris*, 1894. [B **208**.

Cormack (D^r). — Vichy and its waters. — *Paris*, 1895. [A. Carton **5**.

Poncet (D^r). — Les microbes des Eaux minérales de Vichy. — *Paris*, 1895. [A. **58**.

Durand-Fardel (Dr Max) et **Durand-Fardel** (Dr Raymond). — Carlsbad et Vichy. — *Vichy*, 1895. [A. Carton **4**.

La Harpe (D^r de). — Formulaire des stations d'hiver et des stations d'été et de la climatothérapie. — *Paris*, 1895. [B. **205**.

Anonyme. — Vichy and environs. Pocket Guide. — *Cusset*, 1895. [A. Carton **4**.

Congrès international d'hydrologie, de climatologie et de géologie, IVe Session. — *Clermont-Ferrand*, 1896. [B. **242**.

Collongues (D^r). — Traité de bioscopie et de biothérapie thermales : nouvelle thérapeutique mathématique des eaux de Vichy. — *Vichy*, 1896. [A. Carton **10**.

Gautrelet. — Vichy thermal. Etude chimique, physique et thérapeutique des différentes sources de Vichy. — *Vichy*, 1896. [A. Carton **10**.

Anonyme. — Vichy et ses eaux minérales, cure sur place et cure à distance par les eaux transportées. — *Paris*, 1896. [A. Carton **10**.

Delfau (D^r). — Hygiène et thérapeutique thermales. — *Paris*, 1896. [B. **217**.

Jardet (Dr Paul) et **Nivière** (D^r). — Traité pratique d'hydrologie médicale. — *Paris*, 1896. [B. **207**.

Mallat (A.). — Les Eaux minérales naturelles du Bassin de Vichy. — *Vichy*, 1896. [A. Carton **1**.

Deléage (D^r). — Le traitement de la goutte à Vichy. (Extrait de la Revue Internationale de thérapeutique et de pharmacologie). — *Paris*, 1897. [A Carton **10**

Delfau (D^r). — Les cures thermales. — *Paris*, 1897 [B. **218**.

Jardet (Dr Paul) et **Nivière** (D^r). — La cure de Vichy dans les intoxications par l'opium et ses dérivés. — *Vichy*, 1897. [A. Carton **1**.

Poncet (D^r). — La douche ascendante de Vichy. — *Vichy*, 1897. [A. Carton **1**.

Gautrelet (E.). — De la prétendue identité entre Carlsbad et Vichy. (Extrait de la Revue des maladies de nutrition). — *Paris*, 1898. [H. **28**.

Duhourcau (D^r). — Le diabète sucré. Traitement hydrologique. — *Paris*, 1898. [C. **412**.

Vayssière et Claudon. — Inventaire sommaire des Archives historiques de la ville de Vichy (ville et hospice) Préface de A. Mallat. — *Vichy*, 1898. [G. **144**.

La Gazette des Eaux. — Annuaire des eaux minérales. Stations climatériques. — *Paris*, 1898. [B. **222**.

De Launay. — Recherche, captage et aménagement des sources thermo-minérales. — *Paris*, 1899. [B. **249**.

Carron de la Carrière (D^r). — Voyages aux stations du Centre. — *Paris*, 1899. [B. **231**.

Mallat (A.). — Vichy à travers les siècles. Introduction générale. — *Vichy*, 1899. [G. **84** Réserve.

Durand-Fardel (Dr Raymond) — Indications et contre-indications de la cure de Vichy. — *Paris*, 1899.
[A.Carton **11**.

Lafeuille (Dr), **Paris** (Dr) et **Viguier** (Dr).— Etude clinique de l'anémie paludéenne et de ses modifications par le traitement de Vichy. — *Vichy*, 1899. [A. Carton **6**.

Vauthey (Dr). — Indications de la cure de Vichy. — *Lyon*, 1899. [A. Carton **4**.

Glénard (Dr Frantz).—De la cure de Vichy. — *Paris*, 1900.
[A. Carton **2**.

Jégou et Guillot. — Variations du coefficient d'acidité urinaire sous l'influence du traitement par les Eaux de Vichy. — *Paris*, 1900. [F. Carton **1**.

Morice (Dr). — Memento de médecine thermale. — *Paris*, 1900. [B. **229**

Société d'hydrologie médicale de Paris. — Stations hydro-minérales,climatériques et maritimes. — *Paris*, 1900.
[B. **232**.

Nivière (Dr). — Vichy (Extrait de la Revue Internationale de médecine et de chirurgie).— *Paris*, 1900. [A. Carton **1**.

Boule. — Le Puy-de-Dôme et Vichy. — *Paris*, 1901. [A. **68**.

Deléage (Dr). — Sur le traitement hydrominéral des hypersthénies gastriques.— *Paris*, 1901. [A. Carton **6**.

Salignat (Dr). — Les cures de Vichy. — *Paris*, 1902. [A.**62**.

James Constantin et Aud'houi (Drs). — Guide pratique aux eaux minérales de la France et de l'étranger, aux bains de mer et aux résidences d'hiver. — *Paris*, 1902.[B. **300**.

Salignat (Dr). — Le massage de la vésicule biliaire dans le traitement des coliques hépatiques. Extrait du Journal de physiologie. — *Paris*, 1903. [C. carton **17**.

Durand Fardel (Dr Raymond).— Argon et Hélium dans les eaux minérales. — *Paris*, 1903. [B. Carton **3** divers.

Ribier (Dr Louis de). — Châtel-Guyon et Vichy, action combinée. — *Riom*, 1903. [B. Carton **3** C.

Cornillon (Dr Jean). — Le Bourbonnais en décembre 1851.— *Cusset*, 1903. [G. **67**.

Salignat (Dr). — Vichy en 1853 (Extrait du Centre médical). — *Riom*, 1903. [A. Carton **1**.

Syndicat général des médecins des stations balnéaires

et sanitaires de France. — Index médical des stations
thermales. — *Paris*, 1903. [B. **239.**

Collongues (Dr) et **Santelli** (Dr). — De l'énergie vitale de la
Grande-Grille et de l'Hôpital.— *Vichy*, 1904. [A. Carton **9.**

Les Hospices de Vichy. — La redevance du sou par bouteille sur les eaux expédiées des Célestins (Compte rendu
sténographique des débats judiciaires). — *Vichy*, 1904.
[G. **147.**

Curie et Laborde. — Sur la radio-activité des gaz qui se
dégagent de l'eau des sources thermales (Compte rendu
des séances de l'Académie des Sciences). — *Paris*, 1904.
[B. Carton **5** B.

Deléage (Dr). — Action de la cure de Vichy sur le chimisme
stomacal. — *Paris*, 1904. [A. Carton **6.**

Doërr. — Notice sur les travaux d'assainissement et d'alimentation en eau potable de la ville de Vichy. — *Vichy*,
1904. [G. **153.**

Nivière (Dr). — Indications des eaux de Vichy dans les maladies des enfants. — *Vichy*, 1904. [A. Carton **7.**

Nivière (Dr). — Les villes d'eau et la loi sur la protection
de la santé publique. — *Paris*, 1904. [B. Carton **3** divers.

Tissier (Dr). — La cure par les eaux de Vichy.— *Paris*, 1904.
[A. Carton **3.**

Pariset (Dr). — Pourquoi et comment doucher les diabétiques? (Bulletin Médical).— *Paris*, 1904. [B. Carton **3** divers.

Sollaud (Dr). — Localisation des diverses variétés de congestions hépatiques des pays chauds.— Extrait du Centre
Médical. — *Paris*, 1904. [C. Carton **1.**

Binet (Dr Maurice).—Les alcalins, leur rôle sur les fonctions
de l'estomac, leur emploi dans le traitement gastrique.
— *Paris*, 1905. [C. **480.**

Graux (Dr Lucien). — Application de la cryoscopie à l'étude
des eaux minérales. — *Paris*, 1905. [D. Carton **3** divers.

Nivière (Dr). — Projet de création d'un bureau d'hygiène.
— *Vichy*, 1905. [A. Carton **10.**

Nivière (Dr). — Projet de règlement sanitaire. — *Vichy*,
1905. [A. Carton **10.**

Haller (Dr). — Electrothérapie à Vichy. — *Vichy*, 1905.
[A Carton **6.**

Lambert (Dr) et **Raymond** (Dr). — Vichy, étude clinique

des indications et contre-indications. — *Paris*, 1905.
[A. **64.**

Salignat (Dr). — L'entéro-colite muco-membraneuse et ses causes. Indications spéciales du traitement de cette affection par la cure de Vichy. Extrait du journal de physiothérapie. — *Paris*, 1905. [A **36.**

Sollaud (Dr).— Les congestions hépatiques des pays chauds, leur traitement à Vichy.— *Riom*, 1906. [A. Carton **6.**

Berthomier (Dr André). — Les courants de haute fréquence dans les dermatoses diathésiques : prurit, eczéma, psoriasis, acné. — *Paris*, 1906. [G. **202.**

Tissier (Dr R.).— Les Paludéens à Vichy. Extrait de la Revue de médecine et d'hygiène tropicales. — 1906 [A. carton **2.**

Pariset (Dr). — De l'hydrothérapie dans les troubles cardio-vasculaires (Extrait du Journal de Physiothérapie). — *Paris*, 1906. [B. Carton **2** divers.

Durand Fardel (Dr Raymond). — État de la législation des eaux minérales en France. Points sur lesquels il a été demandé des réformes (Rapport à la Commission permanente des eaux minérales). — *Paris*, 1906.
[B. Carton **5** B.

Deléage (Dr). — Régime, constitution et bactériologie des sources minérales de Vichy (Extrait de la Presse Thermale). — *Paris*, 1906. [A. Carton **10.**

Nivière (Dr). — Rapports sur : 1° la création des Chambres d'industrie thermale ; 2° le Rôle du Syndicat général des médecins des Stations balnéaires et sanitaires de France dans la Commission permanente des stations hydrominérales et climatiques de France pour faire aboutir ses revendications. — *Paris*, 1906. [C. Carton **10.**

Pariset (Dr).—Troubles cardio-vasculaires et hydrothérapie). (Extrait du Journal de Physiothérapie. — *Paris*, 1906.
[B. Carton **2** divers.

Salignat (Dr). — Action de la cure de Vichy sur la pression artérielle (Extrait du journal de Physiothérapie).— *Paris*, 1906. [A. Carton **10.**

Deléage (Dr). — Indication de la Cure de Vichy chez les enfants (Extrait de la Presse médicale). — *Paris*, 1906.
[A. Carton **10.**

Nivière (Dr). — De quelques modifications à apporter à la législation des eaux minérales. — *Vichy*, 1906.
[B. Carton 5 B.

Salignat (Dr). — Traitement de l'hyperchlorhydrie et de l'ulcère chronique de l'estomac aux eaux de Vichy (Extrait du Centre médical). — *Riom*, 1906. [A. Carton **8**.

Salignat (Dr). — Recherches physico-chimiques sur les eaux minérales de Vichy (Extrait des comptes rendus de la Société de Biologie). — *Vichy*, 1907. [A. Carton **3**.

Carles (Dr P.). — Le fluor dans les Eaux minérales de Vichy (Compte rendu de l'Académie des Sciences). — *Paris*, 1907. [A. Carton **10**.

Sollaud (Dr). — Lithiase intestinale. Quelques aperçus nouveaux sur la pathogénie et le traitement (Extrait du Centre Médical). — *Riom*, 1907. [A Carton **10**.

Tissier (Dr). — Traitement de l'anémie paludéenne par les eaux de Vichy (Extrait de la Gazette des Eaux).— *Paris,*1908.
[A Carton **2**.

Labat (Dr). — Neptunisme. Souvenir des leçons de nos maîtres. — *Paris*, 1908. [G. **172**.

Cornillon (Dr Jean.). — Un enfant du Bourbonnais sous la Révolution française : l'abbé Claude Fauchet. — *Riom*, 1908. [G. **173**.

Nivière (Dr). — L'assistance aux indigents dans les stations hydrominérales et la recherche des moyens propres à l'améliorer (Rapport à la Commission permanente des stations hydrominérales et climatiques de France). — *Melun*, 1908. [B. Carton 5 B.

Therre (Dr). — Des applications des Eaux minérales de Vichy dans les maladies utérines et dans la grossesse pathologique. — *Paris*, 1908. [A. **76**.

Mallat (A.) et **Cornillon** (Dr Jean). — Histoire des eaux minérales de Vichy, tome Ier. — *Paris*, 1909.
[A. **70** Réserve.

Clermont (Dr).— Notes sur l'injection sous-cutanée et intraveineuse de l'Eau de Vichy prise aux sources. — *Lyon*, 1909. [A. Carton **10**.

Salignat (Dr). — Action de la cure de Vichy sur les fonctions gastriques dans diverses variétés de dyspepsies hypersthéniques (Extrait du Bulletin général de Thérapeutique). — *Paris*, 1909. [A. Carton **10**.

Salignat (Dr). — Sténose du pylore par ulcère chronique de l'estomac. Résultats obtenus par la cure de Vichy. — *Paris*, 1909. [A. Carton **10**.

Parturier (Dr). — Les sources de Karlsbad et de Vichy (la Gazette des Eaux). — *Paris*, 1909. [A. Carton **10**.

Sollaud (Dr). — La talalgie et son traitement par la douche sous-marine de Vichy. — Extrait du *Centre médical* 1909. [A. Carton **10**.

Therre (Dr). — Influence de la cure de Vichy sur la formule hémo-leucocytaire et la tension artérielle de la chèvre en état de lactation physiologique. Extrait du compte rendu de la *Société de Biologie* (10, 17, 31 juillet 1909). [A. Carton **10**.

Tissier (Dr). — Les dyspeptiques à Vichy. — *Paris*, 1909. [A. Carton **2**.

Parturier (Dr). — Rapport sur les eaux de Karlsbad et de Vichy présenté à l'Académie de médecine. — *Valence*, 1909. [A. **76**·

Gilbert et Carnot (Drs). — Crénothérapie, climatothérapie, thalassothérapie. Bibliothèque de thérapeutique. — *Paris*, 1910. [B. **290**.

Daniel (Dr Pierre). — Colloïdes et eaux minérales ; du mode d'action des eaux minérales. — *Paris*, 1910. [B. **291**.

Sollaud — (Dr). Relation d'un cas de coma diabétique guéri par injections sous-cutanées d'eau de la Grande Grille. — *Riom*, 1910. [A. Carton **10**.

Sérégé (Dr). — Etude expérimentale sur la spécificité d'action des eaux de Vichy en thérapeutique thermale. — *Bordeaux*, 1910. [A. **77**.

Therre (Dr). — Etude expérimentale de l'action de l'eau des sources chaudes de Vichy sur la tension artérielle. Extrait de la *Revue de médecine*. — *Paris*, 1910. [A. Carton **10**.

Tissier (Dr R.). — Les diabétiques à Vichy. — *Paris*, 1910. [A. Carton **2**.

Maneuvrier, Dr Gilbert Ballet, Dr H. de Lalaubie, Roubaud. — Discours prononcés à l'inauguration du monument élevé à la mémoire du Dr Fernand Lagrange de Vichy. — Octobre 1910.   [G. **206.**

Cornillon (Dr Jean) et **Mallat** (Antonin). — Le Professeur Victor Cornil, ancien député, ancien sénateur de l'Allier. — *Vichy*, 1911.   [G. 207.

Glénard (Dr Roger). — Sur les propriétés physico-chimiques des eaux de Vichy. — *Paris*, 1911.   [A. **82.**

Salignat (D^r). — Le syndrome colique hépatique. Communication faite à la Société de médecine de Paris. — *Clermont* (Oise), 1911.   [C. Carton **21.**

Glénard (Dr Roger). — De l'application des régimes alimentaires dans les villes d'eaux. Extrait de la revue des Maladies de la Nutrition. Septembre, octobre et novembre 1911. — *Paris*, 1911.   [A. Carton **10.**

Maire (Dr Léon). — Hôpital de Vichy (Chirurgie). Statistique des opérations faites de 1901 à 1911.   [D. Carton **4.**

Glénard (Dr Roger). — Les colloïdes et le pouvoir catalytique des eaux de Vichy. Communication faite à la Société d'hydrologie médicale de Paris. — *Paris*, 1911.
                    [A. Carton **10.**

Monod (Dr Gustave). — The treatment of gastro-hepatic dyspepsia at Vichy and Cheltenham. — *London*, 1912.
                    [A. Carton **8.**

Glénard (Dr Roger). — Les colloïdes catalyseurs et la médication hydro-minérale. — 1912.   [B. Carton, **5** divers

Larat, Ray, Durand-Fardel, Dagron, Dubois (D^{rs}). — Formulaire des agents physiques. — *Paris*, 1912.   [F. **81.**

Glénard (Dr Roger). — De l'action oxydasique des eaux de Vichy sur certaines matières colorantes. Communication faite à la société d'hydrologie de Paris. — *Paris*, 1912.
                    [A. **10.**

Therre (D^r). — La fièvre thermale. — *Paris*, 1912. [A. Carton **10.**

OUVRAGES SANS DATE

Anonyme. — Guide de l'étranger à Vichy et notice médicale sur l'établissement thermal. — *Paris* (sans date).
                    [A. Carton **1.**

Gazette des Eaux. — Annuaire des eaux minérales des bains de mer et de l'hydrothérapie en France et à l'étranger. — *Paris* (sans date).   [B. **308.**

Anonyme. — Guide de l'étranger. — *Vichy* (sans date).
[A. Carton **9**.

Durand-Fardel (Dr Max). — Exposé des titres de M. Max Durand-Fardel candidat à la place vacante de la section d'histoire naturelle et de thérapeutique médicale de l'Académie impériale de Médecine. — *Paris* (sans date).
[G. Carton **1**.

Anonyme. — Notice médicale sur les eaux minérales de Vichy. — *Paris* (sans date). [A. **38**.

Durand de Lunel (Dr). — Note critique sur le parallèle établi entre Vichy et Vals au double point de vue chimique et thérapeutique. — *Vichy* (sans date). [B.Carton **1**.

Collongues (Dr). — La dermoscopie, le rhumatisme et la goutte à Vichy. — *Paris* (sans date). [A. Carton **5**.

Charnaux (Dr). — Etude des effets dialytiques des eaux de Vichy sur l'urine diabétique. — *Cusset* (sans date).
[A. Carton **5**.

Cornillon (Dr Jean). — Clinique thermale de Vichy. — *Vichy* (sans date). [A. **65**.

Vidal (Dr Edm.). — Le paludisme chronique et son traitement par la cure de Vichy. — *Alger* (sans date).
[A. Carton **10**.

Mallat (A.). — Plan des Célestins. — *Vichy* (sans date).
[A. Carton **1**.

Durand-Fardel (Dr Max). — De l'alcalinisation de l'urine, considérée comme phénomène d'élimination chez les malades soumis au traitement de Vichy. — *Paris* (sans date).
[A. Carton **10**.

Bouquet (J.-P.). — Nouvelle analyse de l'eau de la source de Saint-Yorre (bassin de Vichy). — *Paris* (sans date).
[B. **128**.

Durand-Fardel (Dr Max). — Lettres adressées à Trousseau sur le traitement de la goutte par les Eaux de Vichy. — *Paris* (sans date). [A. Carton **10**.

Viallanes (Dr Léon). — Du rôle et de la position des Médecins Inspecteurs aux eaux. — *Dijon* (sans date). [B. **126**.

Jolimont (De). — L'Allier Pittoresque. — *Moulins* (sans date). [G. **11**.

Barudel (Dr J.). — Recherches cliniques sur le diabète, la goutte et la gravelle; leur traitement par les Eaux de Vichy. — *Vichy* (sans date). [A. **20**.

James (Dr Constantin). — Les sources alcalines de Vichy chaudes et froides. — *Vichy* (sans date). [A. **37**.

Blanchet (D^r). — Maladies de l'estomac. Traitement aux Eaux de Vichy. — *Vichy* (sans date). [C. **161**.

Blanchet (D^r). — Maladies des intestins. Traitement aux Eaux de Vichy. — *Vichy* (sans date). [C. **162**.

Blanchet (D^r). — Guide indispensable aux diabétiques, 1re édition. — *Vichy* (sans date). [A. Carton **2** Divers.

Blanchet (D^r). — Le diabète sucré. — *Vichy* (sans date). [C. **160**.

Mallat (A.). — Vichy (article de la Grande Encyclopédie. Tome 31). — *Paris* (sans date). [A. Carton **1**.

Mauban (Dr H.). — L'hygiène par les eaux minérales. — *Paris* (sans date). [B. **277**.

Annales de la Société d'hydrologie médicale de Paris de 1893 à ce jour.

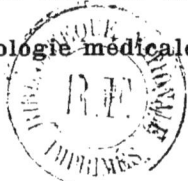

TABLE DES MATIÈRES

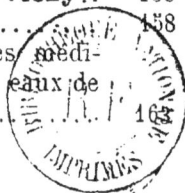

Poitiers. — Imp. G. Roy, 7, rue Victor-Hugo, 7.

www.ingramcontent.com/pod-product-compliance
Lightning Source LLC
Chambersburg PA
CBHW060540210326
41519CB00014B/3285